LE
CANAL PÉRITONÉO-VAGINAL

ET LA

HERNIE PÉRITONÉO-VAGINALE ÉTRANGLÉE

CHEZ L'ADULTE

PAR

Léopold RAMONÈDE

Docteur en médecine de la Faculté de Paris,
Prosecteur de la Faculté,
Ancien interne des hôpitaux,

PARIS

A. DELAHAYE et E. LECROSNIER, EDITEURS

place de l'Ecole-de-Médecine

—

1883

LE

CANAL PÉRITONÉO-VAGINAL

ET LA

HERNIE PÉRITONÉO-VAGINALE ÉTRANGLÉE

CHEZ L'ADULTE

PAR

Léopold RAMONÈDE

Docteur en médecine de la Faculté de Paris,
Prosecteur de la Faculté,
Ancien interne des hôpitaux,

———

PARIS

A. DELAHAYE et E. LECROSNIER, EDITEURS

place de l'Ecole-de-Médecine

1883

LE

CANAL PÉRITONÉO-VAGINAL

ET LA

HERNIE PÉRITONÉO-VAGINALE ÉTRANGLÉE

CHEZ L'ADULTE

Le feuillet séreux qui entoure le testicule n'est autre chose, à l'origine, qu'un cul-de-sac prolongé dans les bourses de la grande séreuse abdominale.

La cavité formée par ce cul-de-sac communique d'abord librement avec la cavité abdominale dont elle n'est qu'un diverticule.

Chassaignac a donné au canal séreux interposé à ces deux cavités le nom de canal péritonéo-vaginal, dénomination heureuse que nous lui conserverons dans le cours de ce travail.

D'ordinaire, ce canal séreux, organe désormais inutile, dans notre espèce du moins, s'oblitère et disparaît dès les premiers temps de la vie.

Mais il peut arriver qu'il persiste en totalité ou en

partie jusque dans l'âge le plus avancé, voie toute préparée à la migration de quelque viscère.

Ces courtes considérations contiennent le sujet de ma
thèse :

1° Étude anatomique du canal péritonéo-vaginal en-
visagé chez l'adulte ;

2° Exposé des caractères particuliers à l'étranglement
des hernies qui s'y produisent.

C'est au professeur Panas que je dois l'idée première
de ce travail. Les indications qu'il a bien voulu me donner ont été pour moi un guide précieux. Je le prie d'a-
gréer l'hommage de ma profonde gratitude.

M. Menager, externe des hôpitaux, m'a prêté le concours de son habile crayon avec la plus extrême obli-
geance. Les deux planches qu'on trouvera plus loin,
le meilleur de ma thèse, lui sont dues. Qu'il reçoive
l'expression de mes sincères remerciments.

PREMIÈRE PARTIE

ANATOMIE DU CANAL PERITÓNEO-VAGINAL

Presque tous les auteurs dogmatiques, après avoir exposé le mode d'apparition de la tunique vaginale, ajoutent que sa continuité originelle avec le péritoine peut persister jusque dans l'âge adulte.

Mais on peut s'étonner à bon droit de ce que nul d'entre eux n'ait pas même ébauché la description de cette anomalie pourtant pleine d'intérêt.

Les nombreux mémoires, monographies et thèses, que nous avons dû consulter partagent le mutisme des œuvres de longue haleine.

Quelles sont la forme, la direction de ce canal séreux? Est-il régulièrement calibré ou rétréci par points? Le lieu de ces rétrécissements, s'il en existe? leur diamètre? Les connexions de ce canal avec les vaisseaux spermatiques et le canal déférent, avec les anneaux fibreux, avec le bord inférieur des muscles larges de l'abdomen. Surtout comment se trouve constitué l'orifice de communication avec la cavité péritonéale?

Autant de points laissés dans l'ombre.

Il semble bien que *a priori* il soit possible de répondre à la plupart des desiderata que je viens d'exposer. Il semble que de la connaissance, aujourd'hui si complète, du trajet inguinal on puisse déduire avec la plus grande vraisemblance la conformation du trajet séreux péritonéo- vaginal.

C'est peut-être trompés par cette apparente vraisemblance que les auteurs ont négligé de diriger leurs recherches vers ce sujet.

Je n'hésite pas à dire qu'on aurait bien peu de chances d'arriver à la vérité par cette voie.

En réalité ce canal séreux se trouve constitué d'une façon tout à fait particulière, je dirais presque personnelle, voulant exprimer par ce terme une sorte d'indépendance envers le canal inguinal des auteurs d'anatomie chirurgicale, indépendance complète surtout, en ce qui concerne son abouchement péritonéal, sa portion la plus importante.

Mes recherches ont porté sur un nombre assez considérable de sujets. Sur une bonne partie d'entre eux, ne pouvant, pour des raisons diverses, me permettre d'ouvrir l'abdomen, je m'étais borné à explorer soigneusement la cavité de la séreuse testiculaire. Je laisse de côté les examens cadavériques pratiqués dans ces conditions. J'ai pu me convaincre, en effet, dans le cours de mes investigations, que la tunique vaginale peut être parfaitement close, et cependant une anomalie séreuse afférente à mon sujet exister plus haut sur le trajet du cordon.

Restent 215 sujets adultes sur lesquels j'ai pu pratiquer un examen complet, portant spécialement sur la fossette inguinale externe.

Ces 215 sujets se répartissent de la manière suivante, eu égard à leur âge :

De 15 à 20 ans.	19 sujets.	
De 20 à 30 —	45	—
De 30 à 40 —	64	—
De 40 à 50 —	53	—
De 50 à 60 —	24	—
De 60 à 70 —	8	—
De 70 à 80 —	2	—
Total.	215 sujets.	

185 n'ont présenté rien de particulier ; 32, au contraire, soit 15 p. 100 environ, étaient porteurs de quelque anomalie de cette portion du péritoine qui tapisse la fossette inguinale externe.

Ces anomalies sont de trois degrés :

1º Ou bien, c'est un cul-de-sac séreux infundibuliforme, plus ou moins développé, mais dont le fond ne dépasse en aucun cas le fascia transversalis fibreux ;

2º Ou bien c'est un diverticule en doigt de gant, diverticule pénétrant dans le canal inguinal, pouvant même le parcourir dans toute sa longueur et parvenir ainsi dans les bourses, mais terminé en impasse, sa cavité ne communiquant pas avec celle de la tunique vaginale. Je me permettrai d'appeler *péritonéo-funiculaire*, cette anomalie du 2ᵉ degré.

3º Ou bien l'anomalie est tout à fait complète, et la cavité séreuse péritesticulaire communique librement avec la cavité abdominale : la communication vagino-péritonéale existe. — C'est l'anomalie *péritonéo-vaginale* proprement dite.

La description des deux premiers degrés se trouvant

contenue dans celle du 3ᵉ, j'arrive à celle-ci sans désemparer. — Ce procédé me permettra d'éviter des longueurs inutiles.

ANOMALIE DU 3ᵉ DEGRÉ OU CANAL PÉRITONÉO–VAGINAL PROPREMENT DIT — DESCRIPTION DE L'ABOUCHEMENT DU CANAL PÉRITONÉO-VAGINAL DANS L'ABDOMEN.

A l'ouverture de l'abdomen, et les intestins étant refoulés, on aperçoit, à la jonction de la paroi abdominale antérieure et de la fosse iliaque interne, la disposition représentée par la planche I (figure I.)

Ce qui se voit alors, mérite une attention particulière. C'est pourquoi on voudra bien me pardonner d'insister.

Un premier point à noter, c'est que si l'on veut conserver au péritoine inguinal la disposition qu'il affecte réellement, il faut maintenir la paroi abdominale antérieure relevée vers les fausses côtes ; le regard plonge alors vers les parties déclives de la fosse iliaque.

C'est un procédé incommode, il est vrai, mais qui permet de voir l'état des choses sous son vrai jour.

Si, agissant autrement, on procède à cet examen, la paroi abdominale crucialement divisée et rabattue, comme on peut être tenté de le faire, pour la commodité de l'examen, la mobilité bien connue de la portion du péritoine visée ici, fait que la séreuse déplacée et distendue tend à devenir plane, et les dépressions et les replis qu'elle présente s'atténuent à ce point, que, pour les apercevoir, il faudrait véritablement être prévenu.

Ces remarques expliquent sans doute comment il est

arrivé que les faits, dans la description desquels je vais entrer, n'aient pas encore été signalés.

J'ai encore employé un procédé un peu plus long, mais dont les avantages s'imposent; c'est une section transversale et verticale du bassin, permettant une inspection directe facile, la paroi abdominale gardant sa verticalité.

Soit un cas type, tel que celui représenté par la figure. I. On aperçoit d'abord un repli péritonéal, en forme de croissant, transversalement dirigé, et dont les extrémités se perdent dans le plan du reste de la séreuse — Mesurée le long de son bord libre, sa longueur est variable : elle oscille entre 15 millimètres et 5 millimètres. Telles sont du moins, les dimensions extrêmes que j'ai rencontrées.

J'ajoute qu'un pli de grande dimension coïncide presque invariablement avec l'anomalie du 3° degré, les petits plis étant l'apanage du 1er degré.

Un point sur lequel j'appelle l'attention, parce qu'il me paraît d'une grande importance chirurgicale, c'est la situation de ce pli. — *Il est toujours placé dans la fosse iliaque même, en arrière de l'arcade crurale, notablement au-dessous du niveau de l'orifice interne du canal inguinal (fascia transversalis fibreux).*

C'est pourquoi je me permets de l'appeler *pli retro-inguinal du péritoine.*

Ce terme me semble le caractériser assez exactement.

Son bord libre regarde en arrière et en bas. La distance qui le sépare de l'arcade varie avec ses dimensions. Elle peut excéder un centimètre pour les plis les plus grands.

Ce bord est mince, tranchant, résistant. D'ordinaire,

exactement appliqué sur le péritoine iliaque, de telle sorte que l'abouchement du canal péritonéo-vaginal dans l'abdomen se présente alors sous la forme d'une fente linéaire, il s'en écarte parfois plus ou moins : il arrive alors que dans la position naturelle des parties, cet abouchement est légèrement entr'ouvert.

Si l'on suit d'arrière en avant le canal déférent d'une part, les vaisseaux spermatiques d'autre part, on les voit s'engager sous le pli retro-inguinal, le canal déférent passant sous l'extrémité interne du pli les vaisseaux spermatiques sous son extrémité opposée. Cette disposition est invariable.

La main armée d'un stylet, si l'on essaie de pénétrer sous le pli, on parvient sans peine, jusqu'au niveau du coude de l'artère épigastrique, à une condition cependant, c'est que l'instrument soit dirigé de bas en haut et de dedans en dehors.

Une ligne étendue de l'articulation sacro-iliaque au milieu de l'arcade crurale, représente en général la direction de cette première partie du canal péritonéo-vaginal.

L'extrémité mousse du stylet est parvenue au niveau de l'artère épigastrique et du fascia transversalis fibreux.

Là un coude.

Si l'on veut pousser plus loin, il est nécessaire d'imprimer à l'instrument explorateur une direction toute nouvelle — il faut le placer dans la direction connue du trajet inguinal, en portant son extrémité libre en haut et en dehors.

C'est, on le voit, un cathétérisme en règle et qui ne se fait pas toujours sans difficulté.

Par injection d'un liquide solidifiable, j'ai obtenu des

moules dont on voit deux spécimens pl. II., fig, 4. On voit sur ces deux moules en quoi consiste le coude dont je parle ici.

Ces moules permettent de saisir mieux, qu'aucune description, tout ce qui est relatif à la forme et à la direction du canal séreux péritonéo-vaginal.

On voit que ce canal se compose de trois dilatations séparées par deux points retrécis.

ÉTUDE DES DILATATIONS.

La *première* dilatation, celle qui est située sous le pli retro-inguinal, est infundibuliforme. Elle s'ouvre par sa base dans la cavité péritonéale et son sommet, dirigé en haut et en avant, repose sur l'arcade crurale.

La figure 2 de la planche 1, représente cette dilatation ouverte par incision du pli dans toute sa largeur.

Sa profondeur peut aller jusqu'à deux centimètres.

La *deuxième* dilatation repose sur l'arcade fémorale et est placée dans le canal inguinal. Sa forme habituelle est celle d'un ovoïde allongé.

Sa longueur, à peu près invariable, est équivalente à l'intervalle qui sépare les deux orifices du canal inguinal; c'est dire qu'elle n'oscille que dans d'étroites limites.

Son amplitude est son élément le plus inconstant; elle peut être telle que, insufflée ou distendue par une injection solidifiable, cette dilatation prenne une forme sensiblement sphérique.

En général, cependant, c'est la dimension suivant l'axe du canal qui l'emporte. Il en résulte que la forme habituelle de cette poche est celle d'un ovoïde ou d'un fuseau. Tel est le cas représenté fig. IV, pl. 2., C.

La *troisième* portion du canal péritonéo-vaginal est située dans les bourses — Elle forme un coude avec la précédente, et elle en est séparée par un point rétréci.

Elle est représentée fig. 4, Pl. II, F. On voit qu'elle consiste en un deuxième renflement olivaire et en un cône creux dont la base se continue sans démarcation avec la tunique vaginale.

Mais il ne paraît pas en être ainsi dans tous les cas. On a vu un étranglement très marqué situé immédiatement au-dessus de la tête de l'épididyme, séparer la tunique vaginale proprement dite du canal péritonéo-vaginal. Il en était ainsi par exemple dans l'observation présentée par Bidard à la Société anatomique en 1853 (obs. II). Cette disposition s'est rencontrée encore un certain nombre de fois. Bien que je n'aie pas été assez heureux pour la trouver, je penche à croire qu'elle doit être au moins aussi fréquente que celle que j'ai fait représenter.

POINTS RÉTRÉCIS.

J'arrive à l'étude des points rétrécis échelonnés sur la longueur du canal péritonéo-vaginal. Cette étude ne le cède pas en importance à celle qui précède.

Dans l'anomalie du troisième degré qui est celle que je vise ici, il en existe toujours trois.

Le *premier* est à l'embouchure même du canal, en arrière de l'arcade crurale; le *deuxième* se trouve au niveau de l'orifice interne du trajet inguinal dans le plan

— 15 —

du *fascia transversalis fibreux;* le *troisième* est situé à
l'anneau du grand oblique.

Je ne reviens pas sur l'étude de l'abouchement du
canal péritonéo-vaginal dans l'abdomen, je crois l'avoir
suffisamment décrit plus haut.

Le *deuxième* et le *troisième* rétrécissements sont en
général configurés de la même manière. L'un et l'autre
se sont présentés à moi sous la forme d'un conduit cylindrique de diamètre variable, long d'un peu plus d'un
centimètre et légèrement évasé vers ses extrémités. Je ne
saurais mieux les comparer qu'au collet rétréci qui
réunit les ampoules superposées d'un sablier. Assez
larges dans certains cas pour admettre aisément une
sonde de femme, on peut les rencontrer bien plus étroits.
C'est ainsi que sur le moule figuré Pl. II, fig. 4, les
rétrécissements mesurent deux millimètres seulement.

Ailleurs les rétrécissements sont constitués d'une manière absolument différente et je n'hésite pas à le dire,
d'une manière tout à fait remarquable.

Il en est ainsi particulièrement du deuxième, celui qui
est situé au niveau du fascia transversalis fibreux. Que
l'on se représente un de ces diaphragmes qui entrent
dans la confection des instruments d'optique, et l'on
aura une idée tout à fait exacte de ce qui existe.

Je trouve aussi dans l'iris un terme de comparaison
bien approprié. Comme ce dernier, le diaphragme séreux

dont je parle est régulier, et de même que l'iris sépare les chambres antérieure et postérieure du globe oculaire, de même ce diaphragme est interposé à deux dilatations que l'orifice dont il est percé fait communiquer.

On voit un de ces diaphragmes en O (fig. 2, pl. I et fig. 3). Le pli rétro-inguinal a été incisé de manière à découvrir largement l'infundibulum.

Sur cette pièce ce diaphragme était mince, presque tranchant, trés résistant et nullement flasque ou flottant comme on pourrait être tenté de le croire a *priori*, mais au contraire tendu, rigide.

On voit dans quelles fâcheuses conditions se serait trouvé une anse d'intestin herniée à travers cet orifice.

Ce même diaphragme O est représenté isolément par la fig, 3, pl. II.

Ailleurs c'est encore un diaphragme que l'on rencontre dans ce point, mais sa configuration est tout à fait particulière.

Je cède la parole à Laugier : « L'étranglement était causé par un repli péritonéal circulaire dont la base entourait l'orifice supérieur du trajet inguinal, et dont le bord libre flottait dans l'abdomen avant l'étranglement de l'anse intestinale. Ce repli formait comme un prolongement de trajet inguinal, mais n'était constitué que par un double feuillet du péritoine détaché de la paroi abdominale antérieure. On pouvait facilement l'invaginer dans la tunique vaginale: il y formait alors comme un doigt de gant tronqué de 10 à 12 lignes de longueur. On le retournait avec la même facilité du côté du ventre (1). » (Voyez obs. XVIII.)

(1) Bull. Acad. méd., 1840

Du côté opposé existait une disposition semblable.

L'existence d'un diaphragme au niveau du *troisième* rétrécissement, celui qui est placé à l'anneau du grand oblique, me paraît moins fréquente. Je n'en ai pas rencontré dans ce point, cependant le fait n'est pas douteux. Il se trouve, par exemple, très nettement indiqué par Bidard, dans l'exposé de l'observation que j'ai déjà mentionnée et qu'on trouvera plus loin.

J'ai dit qu'il existe quelquefois quatre points rétrécis le long du canal péritonéo-vaginal.

Le *quatrième* rétrécissement dont il me reste à parler, je l'ai déjà mentionné. C'est celui qui établit la limite de la tunique vaginale et du canal péritonéo-vaginal. Etant situé à l'extrémité inférieure de ce canal, il forme, pour ainsi dire, le pendant de celui qu'on trouve à l'entrée du canal séreux derrière l'arcade fémorale. La forme d'un diaphragme d'optique est celle qu'il paraît avoir eue dans tous les cas. Il est percé d'un orifice dont le diamètre, parfois considérable, est dans certains cas tellement réduit, qu'au premier abord on serait porté à croire à l'indépendance de la tunique vaginale. Ce n'est que par une exploration très attentive qu'on finit par découvrir le petit pertuis qui met les deux cavités en communication. Il m'est arrivé de trouver un pertuis de ce genre au fond du sac d'une vieille hernie, dont j'ai pu de la sorte établir le caractère originel.

Les rétrécissements valvulaires ont été considérés par plusieurs auteurs, comme un commencement d'oblitération. La chose est possible assurément. Je ferai seulement remarquer que chez beaucoup de mammifères où la persistance de la communication péritonéo-vaginale est la règle, un repli valvulaire du péritoine existe à l'anneau inguinal interne, comme état normal.

Ce rapprochement permettrait peut-être de ranger l'anomalie péritonéo-vaginale au nombre de ces anomalies, musculaires, osseuses et même viscérales qui ont leur type normal chez des animaux plus ou moins voisins de notre espèce et dans lesquelles la science contemporaine trouve des arguments en faveur de l'atavisme.

DIRECTION GENÉRALE DU CANAL PÉRITONEO-VAGINAL.

Une donnée nous manque pour en finir avec l'étude du canal péritonéo-vaginal considéré en lui-même; je veux parler de sa direction.

Bien que celle-ci ait été déjà indiquée dans les lignes qui précèdent, je crois qu'il ne sera pas inutile de donner une vue d'ensemble d'un conduit que j'ai jusqu'ici étudié par tronçons.

Le trajet du canal séreux est fidèlement représenté par celui du canal déférent. L'un est le satellite de l'autre, on devine sans peine qu'il ne peut en être autrement.

Ainsi le canal péritonéo-vaginal se porte d'abord d'arrière en avant et légèrement de bas en haut et de dedans en dehors. Parvenu au niveau de l'artère épigastrique, il s'infléchit brusquement pour se diriger en dedans et en bas parallèlement à l'arcade crurale. L'anneau du muscle grand oblique dépassé, il descend verticalement.

Le chemin parcouru représente donc une ligne brisée : il offre deux coudes.

Le premier dont le sommet est à l'orifice interne du canal inguinal forme un angle obtus dont l'ouverture regarde en dedans et en bas. Le deuxième est ouvert en bas et en dehors.

L'exposé pathologique qui va suivre me permettra, je pense, de mettre ces notions en valeur.

RAPPORTS DU CANAL PÉRITONEO–VAGINAL.

Les rapports sont de deux sortes :
(a.) Avec les éléments du cordon.
(b.) Avec les parties constituantes de la paroi abdominale.

(a.) Le canal péritonéo-vaginal fait partie du cordon dans l'enveloppe duquel il est contenu (tunique fibreuse commune). Il est dans toute son étendue plus superficiellement placé que les autres éléments du cordon.

La première portion recouvre le canal déférent et les vaisseaux spermatiques.

Dans le canal inguinal il est placé au-dessus et un peu en avant de ces mêmes organes, qui le séparent de l'arcade crurale.

Au scrotum enfin, il se trouve en avant et un peu en dehors d'eux.

(b.) Les rapports que le canal péritonéo-vaginal affecte avec la paroi abdominale méritent d'être précisés avec soin.

Avant d'entrer dans l'exposé de ces rapports, je dois signaler que l'anomalie séreuse dont il est ici question ne m'a pas paru avoir de contre-coup sur le canal inguinal même. Celui-ci dans les cas que j'ai pu examiner ne m'a paru différer en rien du canal inguinal, tel qu'il existe chez les sujets bien conformés. Je dois dire notamment que la distance qui en séparait les deux orifices et partant l'obliquité de son axe, était celle que les auteurs lui attribuent.

On pourrait croire que les deux rétrécissements par lesquels la dilatation moyenne est séparée des deux autres sont le résultat d'une constriction exercée par les anneaux fibreux. Bien que cette supposition paraisse très vraisemblable à raison de la situation constante de ces rétrécissements dans les anneaux fibreux, je n'hésite pas à dire qu'il n'en est pas ainsi.

Ces anneaux, en effet, n'exercent aucune constriction sur le canal séreux, celui-ci s'y trouve parfaitement à l'aise en les traversant; il n'y touche point. Un tissu conjonctif lâche l'en sépare. Il joue librement dans les anneaux, et ce n'est point là une expression figurée, car, si après avoir injecté un liquide solidifiable dans le prolongement séreux, on vient à saisir le moule, on peut, la paroi abdominale étant fixée, lui imprimer des mouvements de latéralité assez étendus, sans exercer de pression sur le contour des anneaux.

Un corps mousse engagé dans l'un ou l'autre de ces rétrécissements et poussé, avec assez de force pour le dilater au maximum permet de faire les mêmes remarques.

La constriction exercée sur lui est exclusivement le fait de la paroi séreuse.

Je me crois donc autorisé à tirer de ces faits cette conclusion que, dans le cas où une anse vient à s'engager dans la même voie, de manière à s'y étrangler, l'agent de l'étranglement est exclusivement constitué par la séreuse.

A plus forte raison en est-il ainsi lorsque le viscère sorti a passé au travers d'un de ces diaphragmes que j'ai décrits et fait représenter. J'ai pu m'assurer, en effet, que ces diaphragmes sont uniquement constitués par la séreuse adossée à elle-même.

Dans ce trajet de l'orifice profond à l'orifice superficiel du canal inguinal, le canal péritonéo-vaginal passe sous le bord inférieur des muscles petit oblique et transverse qui reposent immédiatement sur lui. La situation relative de ce canal et des éléments du cordon, situation que j'ai indiquée plus haut, montre qu'il doit en être ainsi.

S'il en est ainsi dans l'état d'affaissement et de retrait de la deuxième dilatation de ce canal, on conçoit que ce contact devienne encore plus intime lorsque cette poche se trouve dilatée par une injection ou autrement.

Sur l'une des pièces que nous avons disséquées, après injection d'un liquide solidifiable, voici comment étaient les choses.

Une incision ayant été pratiquée sur l'aponévrose du grand oblique, la partie du moule contenu dans le canal inguinal devint accessible. Il s'agissait des moules représentés par la fig. 4, pl. II.

Mais ce n'était pas toute cette dilatation qui était visible, mais seulement son tiers antérieur. Quant au reste il était dissimulé sous le bord inférieur des muscles petit oblique et transverse. Ceux-ci étaient refoulés en haut et ceux de leurs faisceaux qui confinaient à la tumeur, arqués et tendus. Ces faisceaux sanglaient le moule contre l'arcade crurale. Outre cette première constatation, suffisante cependant, le moule lui-même portait en lui la preuve de cette striction. Extrait du canal, en effet il présentait sur la face supérieure de sa deuxième dilatation une empreinte manifeste accusant la pression exercée par le bord inférieur des muscles petit oblique et transverse.

Cette empreinte est figurée dans la planche II, fig. 4.

Or il s'agissait dans ce cas d'une ampoule d'un volume relativement faible, je laisse à penser ce qui doit arriver dans le cas d'une poche de plus d'ampleur.

Que l'on suppose maintenant l'intestin occupant dans le canal péritonéo-vaginal la place du moule, il est de toute évidence qu'il aurait subi la même constriction de la part des muscles larges de l'abdomen. Je crois même pouvoir dire qu'il l'aurait subie à un plus haut degré sur le vivant. Le moule, lui, avait affaire à des muscles privés de vie et que la rigidité cadavérique avait abandonnés depuis longtemps (1).

Ainsi, d'après ce que j'ai pu voir, l'étranglement des hernies péritonéo-vaginales se composerait de deux éléments, l'un mécanique, sur lequel je n'ai pas à insister dans ce chapitre ; l'autre dynamique, représenté par les faisceaux inférieurs des muscles petit oblique et transverse.

ANOMALIES DES PREMIER ET DEUXIÈME DEGRÈS.

L'anomalie du troisième degré étant connue, celle des deux premiers degrés se trouve bien simplifiée.

Que l'on retranche par la pensée la partie du canal

---

(1) C'était un sujet de l'Ecole pratique.

séreux étendue du testicule à l'anneau inguinal externe dans une étendue quelconque, on obtient l'anomalie du deuxième degré ou péritonéo-funiculaire dont un cas est représenté par la fig. 4, pl. II (à droite).

Que l'on supprime encore la portion de ce même canal contenue dans le trajet inguinal, jusqu'au coude de l'artère épigastrique, et l'anomalie du premier degré se trouve constituée.

Je nem'étendrai pas davantage sur ces deux cas, je fais seulement remarquer que tout ce que j'ai dit du troisième degré s'applique au deuxième, la seule différence qui soit entre eux se trouvant dans la longueur.

Quant au premier degré il ne m'intéresse en rien, étant donné le point de vue auquel je me suis placé. Je ne pense pas en effet que ce cul-de-sac infundibuliforme, placé derrière l'arcade crurale puisse à lui seul devenir le réceptacle d'une hernie étranglée.

Qu'il puisse constituer une sorte d'amorce qui conduise graduellement l'intestin au dehors, c'est là une tout autre question sur laquelle je ne suis pas en mesure de me prononcer.

On a pu s'apercevoir que je n'ai pas parlé de l'anomalie séreuse péritonéo-vaginale, dans le cas d'ectopie inguinale du testicule.

Je n'ai pu rencontrer dans le cours de mes recherches qu'un seul sujet adulte monorchide.

Ce sujet, âgé de 45 ans environ, était porteur d'une persistance bilatérale de la communication péritonéovaginale.

Mais les choses étaient chez lui trop altérées par une affection voisine pour que je puisse m'autoriser de ce cas pour tenter une description quelconque à ce sujet.

J'ai rencontré d'autres vestiges diversement disposés du canal péritonéo-vaginal, perdus les uns sur le trajet du cordon, les autres annexés à la tunique vaginale. On me permettra de les omettre ici, si intéressants qu'ils puissent être. Ils ne touchent en rien au sujet de ma thèse.

La plupart de ces cas ont d'ailleurs été décrits et figurés par J. Cloquet dans sa thèse de doctorat (1).

STATISTIQUE ET RÉSUMÉ.

Je terminerai ce chapitre par le résumé de l'ensemble de mes recherches cadavériques.

Sur les 215 sujets que j'ai pu examiner, l'anomalie du premier degré s'est rencontrée 26 fois, soit dans la proportion de 12 p. 0/0.

Ces 26 cas se répartissent de la manière suivante, eu égard à l'âge des sujets.

De 20 à 30 ans.	9 cas.
De 30 à 40 —	5 —
De 40 à 50 —	9 —
De 50 à 60 —	2 —
De 60 à 70 —	1 —
Total.	26 cas.

Cette anomalie existait des deux côtés sur 6 sujets.

Age de ces sujets :

25 ans.
32 —
40 —
45 —
45 —
55 —

(1) J. Cloquet. Recherches anatomiques sur les hernies de l'abdomen. Paris, 1817.

Elle s'est donc montrée unilatérale sur 20 sujets.

Elle était à droite sur 12 sujets.
Elle était à gauche sur 8 —

Parmi ces 20 sujets, 3 (soit 15 p. 0/0) avaient une hernie du côté opposé, tandis que sur les 155 sujets dépourvus d'anomalie, 4 seulement, soit 3 p. 0/0, étaient porteurs d'une hernie.

Ces chiffres permettent de supposer que l'anomalie du premier degré pourrait bien être une cause prédisposante de la hernie acquise, hypothèse que j'ai déjà émise précédemment.

Les anomalies des deuxième et troisième degré sont bien plus rares que la précédente. Mais cette rareté n'est pas sans compensation pour l'anatomiste qui veut en faire l'étude. Dans ces deuxième et troisième degrés, en effet, l'anomalie est toujours bilatérale ; je l'ai du moins toujours trouvée telle. Il en était de même chez les deux malades de Laugier et de Bidard, malades dont ils nous ont laissé l'histoire détaillée. Ce fait porte avec lui son enseignement: Un chirurgien appelé à pratiquer la castration sur un homme porteur d'une hernie congénitale correspondant au testicule sain, doit bien savoir qu'il a les plus grandes chances d'ouvrir un diverticule prolongé dans les bourses de la cavité péritonéale.

La même éventualité peut se produire évidemment sur un homme dépourvu de hernie, celle-ci ne s'étant pas encore établie.

Et ce n'est point là une supposition gratuite. Kingdon cite le fait de Stanley qui, enlevant un testicule cancéreux chez un adulte qui n'avait point de hernie, trouva la communication entre la tunique vaginale et le péritoine largement ouverte.

C'est là, me semble-t-il, un argument inédit et décisif en faveur de la ligature en masse du cordon après la castration.

Bien que bilatérale, l'anomalie péritonéo-vaginale n'est pas nécessairement du même degré des deux côtés. Il arrive même assez fréquemment que, complète à droite comme dans le cas représenté pl. II, fig. 4, elle ne soit que péritonéo-funiculaire à gauche, et *vice verca*.

Quelle a été maintenant la proportion relative de ces différents cas ?

J'ai rencontré sur mes 215 sujets, l'anomalie péritonéo-funiculaire 4 fois et l'anomalie péritonéo-vaginale 2 fois seulement. L'âge de ces six sujets était compris entre 28 et 45 ans.

Ainsi l'anomalie représentée par un simple cul-de-sac est de beaucoup la plus fréquente. Vient ensuite l'anomalie péritonéo-funiculaire, mais à une assez grande distance. En dernier lieu se place pour la fréquence la communication péritonéo-vaginale.

On ne saurait s'en étonner. Ces anomalies jouant le rôle de cause prédisposante d'une manière d'autant plus efficace qu'elles sont plus complètes, ce sont celles-ci surtout qui se trouvent peu à peu détruites par les hernies qui s'y produisent principalement à deux périodes de l'existence : au début de la vie extra-utérine, sous l'influence des mouvements respiratoires ; plus tard lorsque le développement des forces physiques permet à l'homme d'accomplir d'une manière efficace l'acte violent auquel on a donné le nom d'effort.

PLANCHE I.

Fig. I. — Représente le pli de l'aine vu par sa face péritonéale. Sujet de 35 ans.

    A. Os iliaque.

    E. Muscle psoas-ilique.

    D. Vaisseaux iliaques internes.

    G. Ouraque.

    K. Artère ombilicale.

    L. Artère épigastrique.

    H. Fossette vésico-pubienne.

    I. Fossette inguinale interne.

    J. Fossette inguinale externe.

    F. Canal déférent.

    G. Vaisseaux spermatiques.

    B. Pli retro-inguinal.

Fig. II. — Le pli retro-inguinal a été divisé et ses deux lambeaux rabattus.

    D. Vaisseaux iliaques externes.

    K. Artère ombilicale.

    L. Artère épigastrique.

    B. Lambeaux résultant de la section du pli retro-inguinal.

    F. Canal déférent.

    C. Vaisseaux spermatiques.

    O. Diaphragme placé au niveau du premier coude dans la courbure de l'artère épigastrique.

Fig. III. — Le diaphragme de la figure précédente représenté isolément.

PLANCHE II.

Fig. IV. — Moules obtenus par injection d'un liquide solidifiable dans les deux canaux péritonéo-vaginaux d'un sujet âgé de 28 ans.

L'anomalie était du 3e degré à droite (péritonéo-vaginale) du 2e degré à gauche (péritonéo-funiculaire.

A. Première dilatation du canal péritonéo-vaginal.

E. Artère épigastrique.

B. Premier coude.

C. Deuxième dilatation située dans le canal inguinal. Sur la face supérieure de cette dilatation se voit un méplat dû à la pression exercée par le bord inférieur des muscles petit oblique et transverse qui reposaient sur cette dilatation.

D. Deuxième rétrécissement situé au niveau de l'anneau du muscle grand oblique.

F. Troisième dilation située dans le scrotum elle est séparée de la tunique vaginale T par un dernier rétrécissement G.

Fig. V.— Canal de Nuck trouvé sur une femme de 65 ans.

Cette figure permet d'apprécier l'analogie de ce diverticule séreux avec ce qui s'observe chez l'homme.

E. Artère épigastrique.

A. Première dilatation.

B. Coude au niveau de l'artère épigastrique.

C. Dilatation contenue dans le canal inguinal.

B. Extrémité bilobée du canal affleurant l'anneau du grand oblique.

On voit que ce moule ne porte pas à sa face supérieure le méplat constaté sur les précédents.

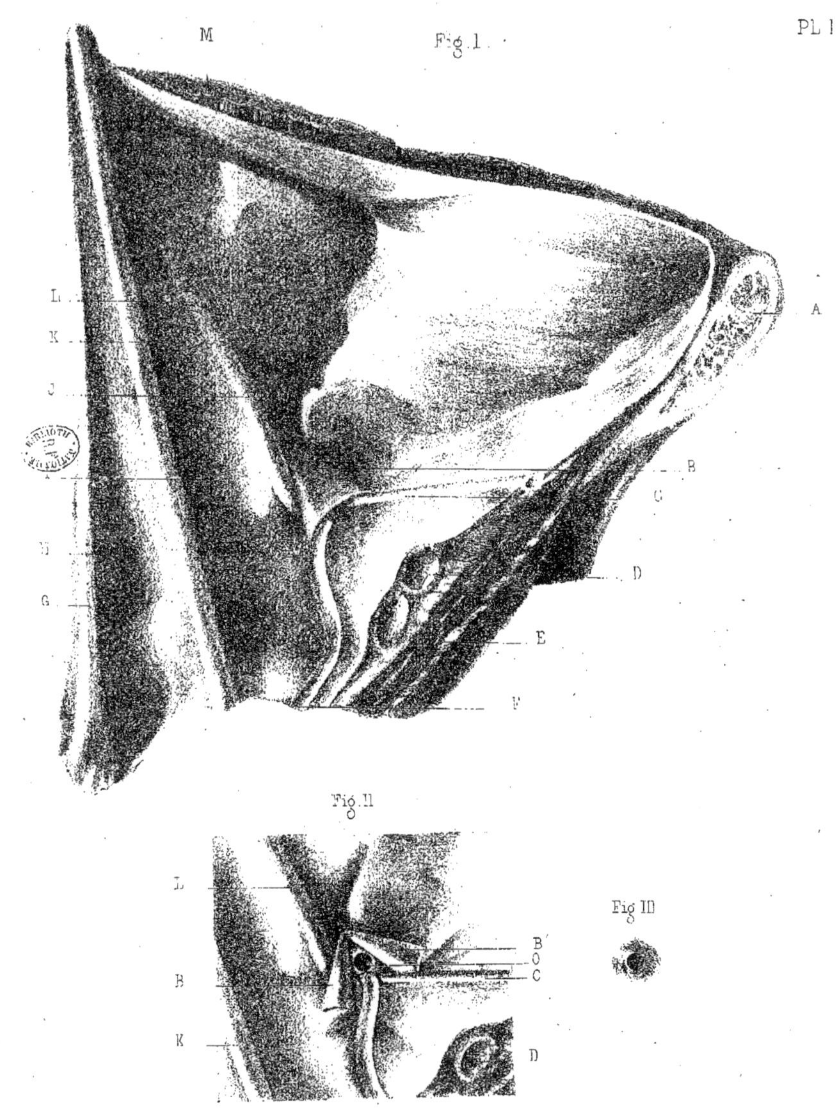
Fig. 1
M
A
L
K
J
B
C
H
D
G
E
F
Fig. II
L
B'
O
C
B
C
K
D
F
Fig III

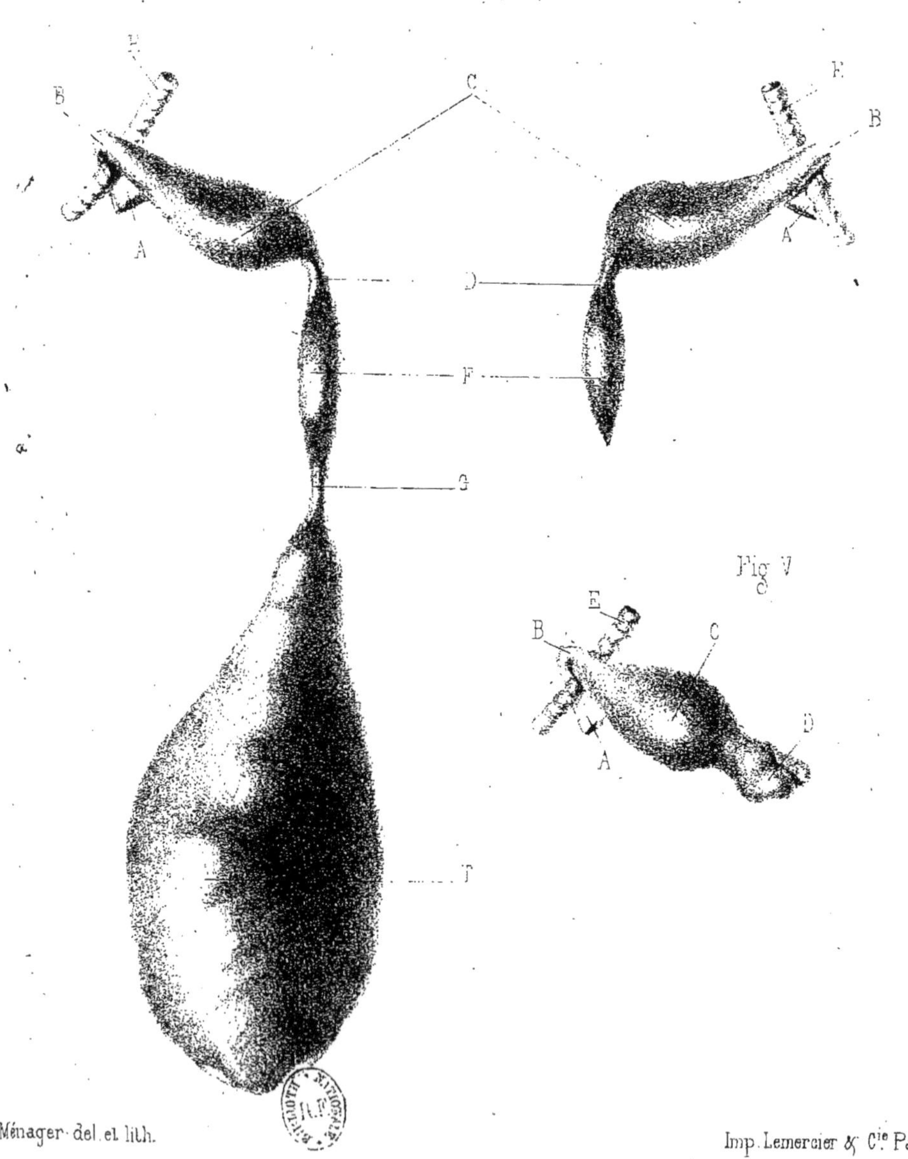

E. Ménager del. et lith.

Imp. Lemercier & Cie. Paris.

DEUXIÈME PARTIE

DE LA HERNIE PÉRITONÉO-VAGINALE ÉTRANGLÉE

Les historiens n'ont pas manqué à la hernie péritonéo-vaginale étranglée. Ce sont plutôt les faits qui ont fait défaut.

Presque tous ceux qui se sont occupé de hernies, nous en ont transmis quelques exemples, le plus souvent relatés avec détails, en raison de la prétendue rareté du fait. Quelques-uns ont joint à l'exposé du cas quelques commentaires, le plus souvent fort courts.

On ne saurait s'en étonner, la hernie péritonéo-vaginale étranglée étant tenue pour très rare et les seuls faits où le testicule s'est montré durant la kélotomie au fond du sac ayant été classés sous cette rubrique.

Le reste des hernies inguinales a été compris dans une même famille, famille très disparate on en conviendra, et dont tous les individus sont loin de posséder la même physionomie.

On reconnaîtra sans peine que rien n'est moins homogène que le groupe des hernies inguinales, dites acquises, à quelque point de vue que l'on se place : étiologie, anatomie pathologique, symptomatologie, traitement, aucun des faits de leur histoire ne se présente avec cette unité relative qui se rencontre dans les autres hernies abdominales.

Leur étiologie, par exemple, a permis de les subdiviser en groupes divers.

S'il en est dont on ne saurait expliquer l'apparition par une disposition héréditaire, pour beaucoup on trouve une sorte de filiation se poursuivant quelquefois pendant plusieurs générations.

Elles peuvent se montrer à tous les âges et, fait singulier, qui ne se retrouve à un pareil degré pour aucune autre hernie (1), elles sont extrêmement fréquentes dans les premiers temps de la vie, alors que cependant les organes de l'effort sont si peu développés. Elles peuvent aussi se montrer à toutes les époques de la vie : hernies de l'enfance, hernies de la jeunesse, hernies de l'adulte, hernies de la vieillesse, chacun de ces groupes ayant sa physionomie.

Et tandis que les unes se forment pour ainsi dire d'elles-mêmes, il en est d'autres que des resserrements violents de l'enceinte abdominale paraissent seuls pouvoir produire : hernies de faiblesse, hernies de force.

On en voit qui dès leur apparition atteignent d'emblée un développement considérable, auquel d'autres n'arrivent qu'à la faveur des années.

Envisageons-nous leur constitution anatomique ? Quelle non moindre diversité ! Les unes, c'est le plus grand nombre, suivent dans leur exode le trajet du canal inguinal d'une extrémité à l'autre ; mais il en est dont la disposition est différente ou même inverse. Hernie oblique externe, hernie directe, hernie oblique interne.

Leur sac surtout offre de telles variétés que J. Clo-

(1) L'exception qu'on pourrait tirer de la hernie ombilicale, vient au contraire à l'appui de la thèse que je soutiens.

quet a pu en donner près de cent dessins différents : variétés dont ne sauraient approcher celles peu éloignées d'ailleurs d'un type commun que peuvent présenter les autres hernies.

Sacs multi ou bilobés, pourvus ou non d'un collet, pouvant présenter sur leur trajet des diaphragmes remarquablement développés et tranchants, ou au contraire sacs parfaitement réguliers. Sacs ayant avec les éléments du cordon des rapports très divers : ceux-ci pouvant être en arrière de lui en faisceau unique ou éparpillés sur sa périphérie.

Je passe sur bien des points pour arriver à leur étranglement.

Sans parler des cas exceptionnels qui peuvent se rencontrer encore dans toute autre hernie (brides, perforations de l'épiploon, etc.), on trouve normalement dans l'étranglement des hernies inguinales des variétés qu'il est difficile de concilier avec l'idée d'affection évoluant dans tous les cas suivant des règles constantes.

Celles-ci ont leur étranglement au niveau de l'anneau du grand oblique, celles-là s'étranglent vers l'orifice profond du trajet inguinal, ici c'est l'anneau fibreux qui a été l'agent de l'étranglement, ailleurs, et j'ajoute le plus souvent, ç'a été le collet du sac.

C'est surtout dans les diverses péripéties de l'étranglement, qui est comme la période d'acuité d'une hernie, que la disposition que je signale ici devient frappante.

Il m'a semblé que beaucoup parmi ces hernies étranglées, rangées sous la rubrique de non congénitales, parce que dans le cours de la kélotomie ou en pratiquant l'examen cadavérique on n'avait pas trouvé le testicule dans le sac herniaire, il m'a semblé, dis-je, que beaucoup de ces cas, le plus grand nombre peut-être, sont des hernies péritonéo-funiculaires, des hernies congénitales.

Il m'a semblé qu'en ramenant tous ce types égarés au type franc, dont il est possible de tracer les linéaments, on pourrait établir un classement plus naturel des hernies inguinales.

Les hernies péritonéo-vaginales, quel que soit leur état, ont en effet des caractères propres suffisamment tranchés, dont la connaissance peut permettre, même au lit du malade, de rattacher tel cas isolé au groupe auquel il appartient par sa provenance.

Quant à l'examen cadavérique, je suis maintenant convaincu qu'il permet le plus souvent de lever tous les doutes.

Et l'on conçoit bien qu'il doive en être ainsi. Qu'une hernie acquise soit différente de telle autre hernie acquise, et cela même dans ses éléments essentiels, la chose se conçoit sans peine, l'évolution de ces hernies s'accomplissant sous l'influence de conditions qui peuvent être totalement différentes d'un cas à l'autre. Il serait étrange, en effet, que des causes diverses produisissent des effets identiques.

Au contraire des précédentes, la hernie péritonéo-vaginale obéit à une loi simple. Elle suit constamment la même voie, semée toujours des mêmes accidents. Et que lui faut-il pour s'y engager? Une poussée assez vigoureuse pour lui permettre l'entrée de ce long défilé, entrée qui est son pas le plus difficile et où elle rencontre, sitôt qu'il est accompli, l'agent constricteur qui est la caractéristique la plus nette de cette espèce de hernies.

Je ne me dissimule pas les difficultés d'une telle entreprise ; mais j'ai la conviction qu'elle doit être tentée.

La marche que je dois suivre s'impose naturellement.

Dans un premier chapitre, j'étudierai la hernie péritonéo-vaginale étranglée d'emblée, chez l'adulte. J'entends par là l'étranglement chez l'adulte d'une anse d'intestin dès l'instant de sa pénétration dans le canal péritonéo-vaginal, vierge jusqu'à ce moment.

Dans un deuxième chapitre je tâcherai d'exposer les changements qu'apporte l'habitation prolongée par une anse d'intestin du canal péritonéo-vaginal, instrument de l'étranglement herniaire. Et dans ce même chapitre je devrai me demander s'il est possible d'assigner une durée à la persistance des caractères de la congénitalité dans un canal péritonéo-vaginal placé dans ces conditions.

Ce fait de l'habitation ou de la non habitation antérieure du diverticule-séreux qui va recevoir les viscères herniés me semble dominer l'histoire de ces hernies. Elles se divisent à cet égard en deux groupes bien tranchés, quelles que soient d'ailleurs les variétés de degré, de forme, etc.

CHAPITRE PREMIER.

DE LA HERNIE PÉRITONÉO-VAGINALE ÉTRANGLÉE D'EMBLÉE CHEZ L'ADULTE.

Il suffit de jeter les yeux sur les tableaux que j'ai dressés pour se convaincre, par leur comparaison, de ce fait important qu'il est un âge de prédilection pour l'étranglement de la hernie péritonéo-vaginale. Le tableau n° 2 nous montre que cet âge est compris entre 18 et 45 ans. Je laisse de côté bien entendu de très rares exceptions.

Avant cet époque il est arrivé, il est vrai, au plus grand nombre de ces malades, de voir leur hernie sortir et devenir en même temps douloureuse, passagèrement irréductible, revêtir en d'autres termes les apparences de l'étranglement.

Mais cet étranglement méritait à peine ce nom : quelques coliques, peut-être un vomissement, une irréductibilité dont le patient lui-même ne tardait pas à triompher quand elle ne tombait pas d'elle-même sous l'influence de moyens anodins ; du reste aucune de ces perturbations profondes de l'économie dont la réunion constitue le choléra herniaire.

Et cet épisode a pu se produire impunément chez plusieurs d'entre eux un certain nombre de fois.

Il semble que la situation ne soit pas prête : il lui manque quelques-uns des éléments dont le concours peut donner lieu à l'étranglement vrai, celui qui réclame le secours d'un homme de l'art.

Serait-ce que les parois du canal péritonéo-vaginal n'ont pas encore dans le jeune âge cette rigidité dont l'idée semble inséparable de celle d'étranglement?

Ou bien serait-ce que la vigueur musculaire n'est pas assez développée pour pousser dans le trajet l'intestin et les gaz qu'il renferme avec la puissance requise ?

Je laisse à chacun le soin de choisir entre ces deux hypothèses, je me borne à retenir le fait.

Or il y a tout un ordre de ces malades chez lesquels ces accidents, en quelque sorte prémonitoires, ne se sont pas produits. Chez eux aussi, cependant, la voie était prête et pour la plupart, ils étaient pourvus des attributs de la force physique : comment expliquer que le péril soit resté latent jusqu'à l'âge adulte?

Je ne vois qu'une explication possible; c'est que la voie était chez eux défendue par des dispositions qui faisaient défaut chez les précédents, par une moindre largeur du canal, probablement par un de ces diaphragmes que j'ai décrits plus haut, cloison incomplète, il est vrai, mais temporairement suffisante.

Vienne un jour où la force d'impulsion soit capable de triompher de ces rétrécissements, ce jour-là, sitôt l'obstacle tourné les viscères se précipitent dans la voie ouverte devant eux et la parcourent d'un trait dans toute sa longueur.

Et ces obstacles, retrécissements simples, diaphragmes deviennent aussitôt d'autant plus opposés au retour, d'autant plus malfaisants, qu'ils avaient été plus longtemps efficaces contre la pénétration.

Ces conjectures, l'étude des faits montre qu'elles sont fondées.

Les hernies produites dans ces conditions sont de toutes les plus graves : irréductibilité constante aussi longtemps que l'agent d'étranglement n'est pas divisé par l'instrument tranchant; perturbation rapide et profonde des grandes fonctions, tels sont les traits qui les caractérisent essentiellement.

L'étude anatomo-pathologique de la hernie péritonéo-vaginale étranglée d'emblée comprend deux parts :

1° Les enveloppes.

2° Le contenu.

1° *Les enveloppes.* — Je n'aurais presque rien à dire du sac si, dans un cas unique jusqu'ici, il ne s'était offert avec des altérations bien particulières.

Le sac dans ces hernies a conservé les caractères de l'état normal tels que je les ai décrits dans la première partie de cette thèse: la direction particulière à ses divers segments, ses rétrécissements, ses diaphragmes, etc.

M. Verneuil particulièrement (Obs. VII), a constaté d'une façon très nette l'existence à la partie la plus élevée du canal inguinal, d'un diaphragme circulaire, à bords tranchants, et assez résistant pour qu'il n'ait pu eu produire la déchirure au moyen du doigt.

Dans une autre observation rapportée par A. Cooper, il existait un double étranglement. L'un d'eux répondait à l'anneau du grand oblique, le second était situé sur un point plus élevé.

Dans tous les autre cas, l'agent d'étranglement était unique, et il occupait invariablement le même siège, la partie la plus élevée du canal inguinal.

Je parlais tout à l'heure d'un cas où le sac présentait des altérations particulières; je veux parler de celles que Velpeau rencontra en faisant l'autopsie du malade dont l'observation est rapportée plus loin (obs. IV.) : « Nous reconnûmes, dit ce chirurgien, que l'entrée de la tunique vaginale, éraillée sur trois points de sa demi-circonférence interne, était déchirée en arrière à son entrée dans le scrotum. »

Une telle circonstance semble faite pour atténuer la gravité des accidents, bien que le fait en question ne paraisse point justifier cette hypothèse.

Je dois encore attirer l'attention sur un point qui me semble avoir quelque importance. Outre les agents d'é-tranglement que j'ai signalés, il convient de mentionner un autre élément capable d'expliquer le développement rapide des lésions consécutives du côté des viscères dé-placés, élément qui ne semble pas exister dans les hernies acquises.— Je veux parler d'une constriction large, exercée sur le pédicule par toute la portion du ca-nal séreux contenu dans le trajet inguinal.

Il en était ainsi, par exemple, dans le fait de Bidard (obs. II).

Dans ce cas, le pédicule de la hernie était resserré non seulement aux deux extrémités du canal, mais encore dans les points intermédiaires, si bien que le débride-dement dut porter sur toute la longueur du trajet in-guinal.

2° *Contenu.* — Les faits relatent, pour la plupart, la production rapide d'un épanchement séro-sanguinolent dans le sac.

Quelques auteurs pourtant, mentionnent expressé-ment une hernie sèche.

Dans tous les cas que j'ai relevés, les viscères contenus dans la hernie étaient représentés constamment par une anse d'intestin, accessoirement par une étendue variable du grand épiploon.

Trois fois seulement, sur quatorze, l'épiploon était descendu dans le sac. Dans tous les autres cas, c'était l'intestin seul. Cette espèce de hernie semble vraiment être dotée de toutes les conditions qui peuvent en augmenter la gravité.

Constamment, c'est l'intestin grêle qu'on a trouvé dans le sac. Peut-être l'étroitesse de l'orifice d'entrée peut-elle expliquer cette particularité.

L'anse herniée était complète dans tous les cas. En chiffre moyen, sa longueur a oscillé aux environs de 10 cent. La plus grande longueur rencontrée a été celle de 4 pouces par A. Cooper.

Il est remarquable que, dans un seul cas, on a constaté la gangrène de l'intestin. Ce résultat s'explique par ce fait, que l'intervention chirurgicale a été, en général, rapide.

Ce cas a été relaté par Verneuil (obs. VII) ; l'étranglement avait duré cinq jours.

Voici quelle a été, dans les autres faits, la marche des lésions.

A. Cooper a pratiqué la kélotomie dans un cas, au bout de huit heures : l'anse d'intestin, de 5 pouces de long, était déjà livide.

Plusieurs fois l'étranglement a été levé avant les vingt-quatre heures ; constamment, l'intestin s'est montré livide, violacé, asphyxique.

Déjà à ce moment, l'intestin porte une rainure circulaire profonde.

Ces altérations paraissent avoir été tout aussi avancées dans le cas dont Goyrand nous a laissé la relation (obs. IX), bien que l'intestin fût protégé par une masse épiploïque.

Le plus long délai des cas relevés est celui de 51 heures (Gosselin, obs. III), l'anse herniée, formée par l'intestin grêle, longue de 5 cent., était rouge foncé, sans altérations profondes—Il s'agissait, il est vrai, d'une hernie entéro-épiploïque.

Entre cette période de 51 heures, et celle rapportée par M. Verneuil, de cinq jours, existe une grande lacune, qu'il faut probablement combler par des faits malheureux, dont la confidence ne nous a pas été faite.

CHAPITRE II.

HERNIE PÉRITONÉO-VAGINALE ÉTRANGLÉE, COMMUNE.

L'anatomie pathologique de cette seconde catégorie de faits est moins aisée à faire que pour le cas précédent.

Il est évident que presque toute la question se résume en ces termes : Quels sont les changements apportés dans le canal péritonéo-vaginal par sa fréquentation plus ou moins habituelle, plus ou moins prolongée par les viscères ?

Pour résoudre cette question, les détails contenus dans les observations, à quelques exceptions près, sont insuffisants. C'est par l'examen de pièces trouvées dans les amphithéâtres que j'ai cherché à combler cette lacune.

Et comme la plupart de ces sacs herniaires dont j'ai pu me servir appartenaient à des hernies plus ou moins anciennes, celles qu'on range habituellement parmi les hernies acquises en raison de la non présence du testicule dans leur intérieur, j'ai dû d'abord m'attacher à rechercher si sur des sacs, même relativement anciens, il ne serait pas possible de trouver quelques traits qui permissent de reconnaître leur provenance. C'est à l'exposé de ces caractères que se trouve consacré le paragraphe suivant.

Lorsque le scalpel à la main, on procède à l'étude des hernies, la variété congénitale n'est pas aussi aisée à reconnaître qu'on pourrait être tenté de le croire.

Sans doute, lorsque le testicule se trouve contenu dans la même poche que les viscères déplacés, le doute n'est pas permis, et la nature congénitale de l'affection est indiquée, par ce seul fait, d'une manière indubitable.

Mais toutes les hernies congénitales ne sont pas constituées sur ce type classique. Une hernie peut fort bien être congénitale et être tout à fait distincte de la loge testiculaire.

Les cas de ce genre sont nombreux; j'ose même dire, m'appuyant sur mes recherches, que ce sont de beaucoup les plus nombreux : mes relevés anatomiques, en me montrant l'anomalie péritonéo-funiculaire beaucoup plus fréquente que l'anomalie complète ou du 3e degré, m'ont d'abord fait penser qu'il doit en être ainsi.

Cet à priori se trouve corroboré par l'étude anatomique du sac herniaire.

Les caractères à l'aide desquels il est possible de reconnaître un sac congénital sont au nombre de cinq.

Ce sont :

1. L'absence du pli rétro-inguinal ;

2. L'existence d'une partie du sac en arrière du fascia transversalis fibreux, entre lui et le péritoine soulevé ;

3. La constitution de celui de ces collets qui occupe l'orifice interne du trajet inguinal ;

4. La présence d'un ou de plusieurs diaphragmes tranchants, séparant le sac en compartiments secondaires ;

5. Les connexions du fond du sac et la saillie du canal déférent à l'intérieur du sac.

Ces cinq points demandent quelques développements.

1° *Absence du pli rétro-inguinal.* -- Il m'est arrivé, un certain nombre de fois, examinant le pli de l'aine par sa face profonde, de trouver, derrière l'arcade crurale, le collet du sac herniaire d'une part, le pli retro-inguinal d'autre part, juxtaposés, mais parfaitement distincts. Il est certain que dans ces cas le sac herniaire, en présence duquel on se trouve, est un sac de hernie acquise.

Il est évident, en effet, que ce pli doit manquer en tout état de cause, dans le cas de hernie congénitale.

Je ne veux pas dire par là que l'absence de ce pli indique nécessairement une hernie congénitale ; il n'en serait même pas ainsi si, contrairement à ce qu'on a vu précédemment, ce pli s'était rencontré sur tous les sujets, son existence devenant l'état normal.

Cette absence est seulement une probabilité, rien de plus.

2° *Existence d'une partie du sac en arrière du fascia transversalis fibreux, entre lui et le péritoine soulevé.* — On se rappelle sans doute que j'ai décrit, au canal péritonéo-vaginal, une première portion située en arrière du fascia transversalis fibreux et de l'arcade crurale, portion couchée sur le seuil de la fosse iliaque interne.

La planche I a surtout pour but de rendre évidente cette disposition. Sur ce sujet, ce n'était pas seulement un trajet conique ayant la forme du pli, mais bien une sorte de cavité ampullaire d'un diamètre supérieur au bord libre de ce pli.

Il me semble qu'il soit permis de supposer que par une présence longtemps prolongée, et sous l'influence des impulsions répétées qu'elle reçoit à tout instant, une anse engagée dans le conduit péritonéo-vaginal puisse déterminer à la longue une ampliation de cette sorte de vestibule.

Ainsi se trouverait créée entre la paroi abdominale et le péritoine pariétal une première poche plus ou moins spacieuse, séparée de la cavité abdominale par un collet plus ou moins serré, séparée aussi de la portion du sac située en avant d'elle, dans le trajet inguinal, par un nouveau collet.

La hernie pro-péritonéale n'est pas autre chose.

Telle est l'explication fondée sur une disposition anatomique que chacun peut vérifier, que je propose pour expliquer ce cas singuliers de hernies inguinales, possédant un double sac dont l'un était placé sous le péritoine.

J'ai trouvé sur le cadavre un sac herniaire, appartenant à une hernie congénitale d'un certain âge et dont une portion, de la grosseur d'une noix, était en arrière du fascia transversalis fibreux.

Cette première portion était séparée de la cavité abdominale par un collet très prononcé ; elle se continuait avec le reste du sac engagé dans le canal inguinal et en était séparée par un deuxième collet.

Une hernie étranglée dans ces conditions figure un état pathologique intermédiaire à l'étranglement interne et à la hernie étranglée, telle qu'elle se présente d'ordinaire.

J'ai trouvé dans les auteurs des relations mettant hors de doute la réalité de ces faits.

Arnaud, par exemple, s'exprime avec toute la netteté désirable.

« Je fus appelé pour consulter sur un cas de hernie avec étranglement, pour lequel on fit l'opération; elle fut exécutée, selon les apparences, avec toute l'exactitude possible.

« La dilatation parut très bien faite, ayant été portée jusqu'à un travers de doigt au-dessus de l'anneau ; mais les accidents ne furent point calmés, et le malade mourut le lendemain.

« L'on ouvrit le cadavre, l'on trouva que le sac qui avait été ouvert jusqu'à un doigt au-dessus de l'anneau, se continuait au-delà, d'environ la longueur de deux pouces et qu'il formait par son embouchure un étranglement très serré. *Cette embouchure était située sur le muscle Psoas* (1).

Comparez avec la fig. I, planche I; l'identité me semble complète.

Plus loin, le même auteur rapporte un fait qui n'est pas moins démonstratif au profit de la thèse que je soutiens.

Faisant la relation d'une autopsie, il s'exprime ainsi :

(1) Georges Arnaud. Traité des hernies. Paris, 1749, t. II, p. 55. Huitième observation.

« L'orifice du sac était si étroitement serré, qu'il n'aurait pas été possible d'en retirer l'intestin sans le déchirer... Je détachai ensuite le péritoine, sous lequel nous trouvâmes, à toute la circonférence de l'anneau, un vide de neuf à dix pouces de circonférence, où pour mieux me faire entendre, le péritoine était tout à fait séparé et détaché des muscles, de l'os pubis et d'une partie de la vessie. Cette désunion du péritoine d'avec ces parties formait une cavité, laquelle renfermait une tumeur de la grosseur d'un œuf de poule; elle en avait la même figure, étant exactement serrée d'un côté par l'orifice du sac herniaire qui le contenait, de l'autre côté par l'anneau qui l'étranglait fortement (1).

Il ajoute qu'ayant insufflé ce sac, il prit « la forme d'une calebasse, c'est-à-dire d'une courge qui aurait deux cols et un ventre. » Et il en donne un croquis.

J'ajoute que le sujet en question n'avait pas subi de tentatives de taxis.

Je n'ai cependant pas l'intention de faire de cette poche propéritonéale une caractéristique exclusive. On sait, en effet, qu'une disposition analogue à celle-là peut être produite de deux façons :

a. Par réduction partielle à la suite du taxis;

b. Par réduction spontanée et partielle d'une hernie ordinaire.

Je veux dire seulement qu'elle constitue un des éléments de la hernie péritonéo-vaginale et qu'à ce titre elle peut servir, avec d'autres caractères, à déterminer la nature d'un cas herniaire.

3° *La constitution de celui des collets qui occupe l'orifice interne du trajet inguinal.*

(1) Arnaud. Ouvrage et volume cités, p. 89.

Lorsque le collet d'un sac herniaire est pourvu d'un diaphragme nettement caractérisé, ce sac est d'origine fœtale.

Le diaphragme me semble être un caractère certain, univoque affirmant une hernie péritonéo-vaginale.

Que sous l'influence de conditions pathologiques déterminées, le collet d'une hernie acquise, devienne dur, saillant, tout en restant régulièrement circulaire, la chose est bien certaine. Ce que la maladie semble impuissante à créer, c'est un véritable diaphragme mince, formé par la séreuse adossée à elle-même, séreuse transparente, souple et lisse, parfaitement saine en un mot, et sans trace de tissu fibreux.

Un tel collet, je le répète, est un collet de hernie péritonéo-vaginale.

Mais ce diaphragme peut disparaître et cela de deux façons : ou bien il est brisé par l'effort qui pousse l'intestin dans le canal, ou bien il est effacé à la longue par la pression excentrique prolongée de l'intestin.

Enfin il est des cas où le canal ne possède pas originairement un tel diaphragme.

Si donc la présence d'un diaphragme permet d'affirmer à coup sûr la nature congénitale d'une hernie, son absence n'est pas synonime de hernie acquise.

J'ai trouvé sur une pièce anatomique une disposition qui me paraît être le vestige d'un de ces diaphragmes effacés par une pression prolongée. Le cas dont je parle avait d'ailleurs tous les attributs d'un sac congénital.

Cette disposition consistait en stries blanches nacrées, parallèles entre elles et circulairement disposées à la surface interne du collet.

Je ne saurais mieux comparer ces stries qu'aux stigmates que J. Cloquet a signalés, avec cette différence que les stigmates que cet auteur a décrits sont longitudinalement disposés, ceux dont je parle étant au contraire perpendiculaires à l'axe du sac.

Peut-être ces stigmates circulaires doivent-ils être rapportés au tassement d'un diaphragme et aux plicatures circulaires qui doivent résulter de ce tassement.

4° *Présence d'un ou de plusieurs diaphragmes sur un point quelconque de la longueur du sac.* — Les développements donnés au paragraphe précédent me dispensent d'entrer ici dans de nouveaux détails.

Je me borne à indiquer que ces diaphragmes sont bien moins fréquents. Leur situation est variable. Le plus ordinaire est d'en rencontrer un au niveau de l'anneau du grand oblique. Un autre se rencontre aussi quelquefois immédiatement au-dessus du testicule.

5° *Connexions du sac.* — Scarpa a remarqué que dans la plupart des hernies acquises, le sac se détache d'ordinaire aisément des parties voisines auxquelles il est uni par un tissu cellulaire lâche.

Au contraire un sac vaginal leur adhère d'une manière intime. J'ai pu vérifier un certain nombre de fois l'exactitude de cette description.

Il est une autre circonstance qui rend difficile la séparation du sac congénital (il s'agit ici d'un sac funiculaire). Elle consiste en un cordon fibreux qui part de son fond et se jette sur la tunique vaginale avec laquelle il se continue. Ce cordon fibreux, on le devine, est un vestige du canal péritonéo-vaginal, oblitéré seulement en un point limité au-dessus du testicule. La tunique vaginale, dans ces cas, se termine d'ordinaire par un sommet aigu se continuant avec ce cordon.

Les connexions du sac avec le cordon sont aussi de quelque importance dans la question qui m'occupe.

On a l'habitude de dire que, dans une hernie inguinale donnée, le cordon occupe telle ou telle position vis-à-vis du sac. C'est là un vice de langage dû à l'oubli de ce fait anatomique que, dans toute hernie inguinale (dans la variété oblique externe du moins), le sac est toujours placé non à côté du cordon, mais bien dans *l'intérieur même du cordon*, sous la tunique fibreuse commune et au contact direct des organes qui le constituent.

S'il n'en était ainsi, on posséderait un caractère de premier ordre pour distinguer anatomiquement la hernie congénitale de la hernie acquise.

Or, si l'on se réfère à la situation respective de la séreuse et des éléments du cordon, pendant la migration du testicule et aux examens cadavériques pratiqués chez l'adulte porteur de l'anomalie en question ici, on voit que dans la hernie congénitale ce sac doit être et est en réalité toujours placé en avant et un peu en dehors des éléments du cordon.

Et dans ce cas, ceux-ci gardent dans la suite leur groupement initial. La raison en est facile à saisir ; elle réside dans leur adhérence individuelle au diverticule séreux qui les a accompagnés, adhérence telle que, maintes fois, essayant de les en séparer par traction, j'ai obtenu la déchirure du sac, mais non le résultat que je cherchais.

Cette adhérence peut être formée à un tel degré que le canal déférent paraisse enclavé dans l'épaisseur de la paroi. Dans quelques cas même il fait une saillie très prononcée à l'intérieur du sac, à la manière des colonnes charnues du cœur. Et cette disposition n'est pas une de celles qui

peuvent servir à reconnaître le moins aisément le sac
d'une hernie congénitale.

Dans un cas, il semblait que le canal déférent
fut contenu à l'intérieur même du sac. Grand fut mon
étonnement, quand, sur une pièce de ce genre, ayant
enlevé quelques fausses membranes ténues qui tapis-
saient intérieurement le sac herniaire, je vis le canal
déférent devenir libre et flottant à l'intérieur du sac.

Celui-ci avait en quelque sorte été résorbé au-devant
du canal déférent. Il s'agissait, dans ce cas, d'un sac à
parois indurées, épaisses d'au moins 1 millimètre.

On conçoit d'autre part que, dans sa progression
parmi les éléments du cordon, au travers du tissu cellulaire qui les unit, un sac de hernie acquise prenne vis-
à-vis de ceux-ci une situation variable, selon les cas, et
qu'ils puissent être dissociés et rejetés à la périphérie du
sac.

Cet état me paraît exclure l'idée de hernie congénitale.

CHANGEMENTS APPORTÉS DANS LE CANAL PÉRITONÉO-VAGI-
NAL, PAR UNE HABITATION PROLONGÉE.

Il est de ces changements qui se rencontrent dans
toute espèce de hernies et dont je n'ai pas à m'occuper,
tels sont : l'épaississement du sac, ses adhérences avec
son contenu, etc.

D'autres, au contraire, doivent appeler mon attention.
Ce sont :

1° Les changements subis par le diaphragme situé à
l'orifice profond du canal inguinal ;

2° Les modifications subies par le trajet.

1° Le diaphragme d'entrée peut persister fort long-temps, en dépit de la pression prolongée des viscères.

C'est ainsi que, dans un cas observé par M. Panas (obs. XVII), la hernie s'étant étranglée au bout de six années, le chirurgien rencontra à l'orifice supérieur « un diaphragme mince et tranchant, qu'il a comparé à l'iris. »

Il est vrai que cette hernie, bien qu'elle sortit souvent, était habituellement maintenue par un bandage.

M. Bouilly (obs. XII), opérant un jeune homme de 21 ans, et qui n'avait jamais porté de bandage, rencontra à l'orifice supérieur « une sorte de diaphragme », tellement serré, qu'il ne put insinuer l'ongle qu'avec peine sous son bord tranchant.

Broca, pratiquant l'autopsie d'un jeune homme de 21 ans, dont la hernie remontait à onze années et n'avait jamais été maintenue par un bandage, trouva à l'orifice interne « une véritable valvule, aussi flexible, aussi saillante que les plus belles valvules conniventes de l'intestin. »

Il semble donc qu'il ne soit pas possible d'assigner un durée à cette singulière et redoutable disposition anatomique. Je crois cependant que ces diaphragmes finissent par disparaître à la longue, la hernie perdant ainsi celui de ses attributs qui la distingue le plus des autres variétés. J'ai signalé plus haut ces stigmates circulaires qui me paraissent en être les derniers vestiges.

2° *Modifications subies par le trajet.* — Les changements dont je veux parler ici ne sont pas constants. Une hernie congénitale peut exister depuis longtemps, être mal contenue, et cependant la portion vaginale du trajet ne subir que des modifications peu sensibles.

Dans la plupart des observations que j'ai analysées,

le canal avait gardé son obliquité, peu ou point changée, et l'intervalle qui sépare ses deux orifices ne paraissait point modifié.

Presque tous les auteurs de ces observations mentionnent que, pour trouver le siège de l'étranglement, ils ont dû introduire le doigt dans le canal inguinal, au-dessus de l'orifice externe.

C'est ainsi que le malade d'Amussat(obs. XXIV) avait un étranglement situé à 2 cent. de l'anneau du grand oblique.

Or sa hernie avait dix-neuf ans d'âge.

Il en est ainsi pour le malade de M. Panas, dont la hernie remontait à six ans.

Je pourrais facilement multiplier les citations analogues.

Je crois donc pouvoir conclure que les deux orifices du canal inguinal peuvent, chez ces herniés, garder long-temps la distance qui les séparait à l'origine.

Lorsque des modifications se produisent, elles consistent essentiellement dans un écartement des deux orifices qui limitent le trajet, d'où il résulte que le siège de l'étranglement se trouve très profondément situé.

Dupuytren rapporte (obs. XXI) qu'il fallut porter le bistouri boutonné *très haut dans la direction du canal inguinal*, pour arriver jusqu'à l'orifice supérieur du sac.

Broca, relatant de l'autopsie du malade n° 2 de mon 2ᵉ tableau, rapporte qu'au-dessus de l'anneau du grand oblique, ou se trouvait un premier rétrécissement existait une dilatation du sac de 3 à 4 cent. de diamètre, et que c'est à *huit centimètres* au-dessus de ce premier collet qu'existait l'orifice abdominal du sac, orifice muni de la valvule dont j'ai parlé précédemment.

La hernie avait onze années de date.

Je ferai remarquer qu'il s'agit ici non de hernies interstitielles, mais bien de hernies complètes, vaginales-testiculaires, selon l'appellation employée par Malgaigne.

Bouchard de Vire sur un malade âgé de 58 ans et dont la hernie datait de l'enfance, trouva le collet situé à deux pouces et demi au-dessus de l'anneau du grand oblique (obs. XXII). C'est un chiffre analogue à celui rapporté par Broca.

Je me borne ici, me réservant d'y revenir, à faire remarquer combien cette disposition est peu favorable au taxis, et combien elle facilite une réduction apparente par cette manœuvre.

Cet état de choses me paraît être plus particulièrement propre aux hernies inguinales congénitales.

Peut-il arriver, par la suite, que les deux orifices se rapprochant, jusqu'à se confondre, il n'y ait plus qu'un seul collet dans le plan de l'anneau fibreux du grand oblique? La chose est assurément possible ; mais je n'ai pu trouver aucun fait qui le démontre et je suis porté à croire, d'après la constitution même du canal péritonéovaginal, que si des changements doivent se produire, ce sont ceux qui consistent en une dilatation de la portion de cette séreuse dans le canal inguinal avec refoulement en arrière du collet.

Ainsi pour résumer ce long chapitre.

a. Existence possible d'une poche sous-péritonéale.

b. Diaphragme au niveau de l'orifice interne du canal inguinal.

c. Diaphragmes échelonnés sur le trajet du sac.

d. Ampliation de la portion du sac contenue dans le canal inguinal.

e. Conservation de l'obliquité du trajet inguinal.

f. Situation très profonde de l'agent d'étranglement.

Tels me paraissent être les faits anatomo-pathologique, appartenant en propre à la hernie inguinale congénitale, faits constituant autant de caractères spéciaux qu'elle peut conserver indéfiniment.

CHAPITRE III.

ÉTUDE CLINIQUE DE LA HERNIE PÉRITONÉO-VAGINALE ÉTRANGLÉE.

L'étranglement d'une hernie inguinale étant admis est-il possible de reconnaître que cette hernie appartient à la catégorie des hernies congénitales ?

C'est une question difficile à résoudre et qui mérite, à bien des égards, l'attention des chirurgiens : marche de la maladie, pronostic, thérapeutique, reposent sur ce point.

Il est, au lit des malades, un certain nombre de cas qui se révèlent, en tant que hernies congénitales, d'une manière qui ne permet guère de les méconnaître. Ce sont ceux où le testicule étant contenu dans le sac herniaire, il se trouve comme perdu parmi les replis de l'intestin, de telle sorte qu'il ne soit pas possible de l'isoler.

Cette circonstance, rapprochée de l'apparition de la hernie peu de temps après la naissance, ou de son apparition à l'âge adulte, mais subitement et en masse ne permet pas d'hésitation.

Mais il y a un autre cas plus fréquent, ainsi que je crois l'avoir démontré, c'est celui de hernie funiculaire, cas où le testicule est isolé de la tumeur.

Examinons séparément ces deux cas.

a. Hernie vaginale testiculaire étranglée. — J'ai indiqué les circonstances dont la réunion rend le diagnostic relativement aisé. — Il en est ainsi, à une condition cependant, c'est que aucun épanchement liquide ne se produise dans la tunique vaginale.

La présence de ce dernier, peut singulièrement accroître les difficultés du diagnostic.

Il en est ainsi surtout dans les cas assez fréquents où l'intestin, au moment où il s'étrangle, se borne à ne parcourir qu'une partie du long sac herniaire qui s'ouvre devant lui, lorsque par exemple l'anse étranglée ne dépasse pas l'anneau du grand oblique.

Qu'un épanchement vienne à se produire rapidement dans ces conditions, et l'on aura sous les yeux le tableau de la vaginalite aiguë. Qu'en même temps les symptômes fonctionnels de l'étranglement soient peu développés, et l'erreur sera facile à commettre, je dis plus, presque inévitable.

L'épanchement liquide peut en effet atteindre de grandes proportions, distendre complètement le sac péritonéo-vaginal, le remplir presque en entier, s'accuser par des signes qui ne permettent pas de le méconnaître, tels que rénitence, fluctuation, matité absolue.

Or cette circonstance d'un épanchement abondant à développement rapide, avec rougeur et œdème des bourses, se rencontre fréquemment dans la hernie inguinale congénitale étranglée.

Il suffit de jeter les yeux sur le tableau synoptique des cas de ce genre pour s'en assurer. Il en était ainsi particulièrement des observations portant dans le tableau les numéros : 2, 5, 11, 13, 14, 19, 21, 22, 24, 27, 30.

Le cas qui s'est offert à M. Panas (Obs. XVII), est un exemple remarquable des difficultés que cet épanchement peut créer.

Dix heures après l'étranglement, ce chirurgien, constate l'existence d'un épanchement de liquide assez abondant, porte le diagnostic d'étranglement herniaire, et pratique une ponction dans l'espoir de faciliter la réduction. Cette ponction donnait 105 grammes de liquide.

Mais le sac ayant été évacué, le doigt put être introduit dans l'anneau du grand oblique et l'on ne sentit rien qui pût être pris pour une hernie.

Quelque fortes que fussent les présomptions premières et en l'absence de tout signe positif, le diagnostic de hernie étranglée est abandonné.

Vingt-quatre heures après cette ponction, l'épanchement s'était reformé et alors apparaissaient les signes fonctionnels de l'étranglement. C'est sur cette dernière donnée que la kélotomie fut faite.

Même dans des conditions aussi défavorables, il est peut-être quelques circonstances qui pourraient donner l'éveil.

J'ai relevé en effet dans la plupart des autres cas, différents en cela de celui de M. Panas, que le liquide épanché dans le sac était formé de sérosité sanguinolente quelques-uns des narrateurs font remarquer qu'ils avaient d'abord inutilement cherché la transparence.

Cette circonstance me semble pouvoir contrebalancer l'hypothèse d'une vaginalite aiguë franche.

La forme de l'épanchement devra aussi être prise en considération ; il n'est pas rare sans doute que l'hydrocèle prenne une configuration pyriforme, mais il n'est pas ordinaire que son sommet se prolonge dans le canal inguinal de manière à simuler le pédicule d'une hernie.

(b). Hernie vaginale funiculaire. — Cette expression tout anatomo-pa~~tho~~logique équivaut en clinique au cas suivant : hernie congénitale où la tumeur herniaire est distincte du testicule.

Ce dernier cas peut se présenter dans deux circonstances :

Ou bien la séparation est complète et définitive entre la tunique vaginale et le sac herniaire ou bien une séparation purement apparente extérieurement est représentée par un cloisonnement incomplet, empêchant l'intestin de descendre jusqu'au testicule.

Le premier cas est celui où le testicule est en tout état de cause distinct de la tumeur formée par la hernie.

Une situation spéciale peut être faite au second cas par la formation d'un de ces épanchements à développement rapide que j'ai signalés dans le paragraphe précédent.

Le liquide épanché descend en vertu de sa ténuité dans la tunique vaginale, c'est-à-dire dans la partie la plus déclive du sac où l'intestin ne saurait pénétrer.

Le testicule entouré de liquide peut ainsi constituer une tumeur en apparence confondue avec la hernie.

Cependant par une pression méthodique et prolongée, il sera possible de refouler le liquide péritesticulaire dans le sac herniaire proprement dit et de libérer ainsi cet organe.

Pendant cette manœuvre la main peut éprouver un bruissement particulier dû au passage du liquide.

Ce signe, tout théorique, serait une preuve certaine de hernie péritonéo-vaginale funiculaire.

Mais à supposer qu'il n'existe pas de liquide, c'est ailleurs qu'il faut chercher les éléments du diagnostic.

Les circonstances qui suivent me semblent pouvoir permettre de reconnaître avec la plus grande probabilité une hernie congénitale funiculaire.

1° Les ascendants du malade sont porteurs de hernies inguinales. Cette considération devient encore plus puissante, si la hernie de l'un ou de plusieurs des ascendants est double, et surtout si elle possède les caractères des hernies inguinales congénitales.

L'hérédité en ce qui concerne les hernies congénitales a été relevée à diverses reprises, par exemple par Joly et par Dusséris dont je résume plus loin les observations (Obs. XXIII, obs. XXIV) (1).

2° L'un ou l'autre des testicules du malade sont parvenus dans les bourses plus ou moins longtemps après l'époque habituelle.

Cette circonstance me semble avoir une certaine valeur.

3° Le malade était affecté de cette singulière disposition où le testicule sous le moindre effort : toux, éternument, etc., remonte vivement vers le canal inguinal, présentant chaque fois des mouvements de va-et-vient très étendus.

(1) Désireux, à mon tour, de donner une explication rationnelle de l'hérédité des hernies inguinales, j'ai pensé qu'on pourrait la trouver dans l'hérédité de la cause prédisposante par excellence : la persistance du canal péritonéo-vaginal héréditaire au même titre que la plupart des vices de conformation.

C'est ainsi, me semble-t-il, qu'il faut entendre la prédisposition anatomique que la plupart des auteurs placent dans la faiblesse constitutionnelle des anneaux. Il y a longtemps que Cloquet a détruit cette dernière manière de voir.

« J'ai cherché en vain une explication plausible de la plus grande fréquence des hernies du côté droit dans la différence qui pourrait exister pour la force et l'étendue entre les ouvertures aponévrotiques de l'un et de l'autre côté. Sur la plupart des individus, il est impossible d'en apercevoir aucune ; et si quelquefois on peut en établir une sur le cadavre, elle est au désavantage du côté gauche. Ce n'est donc pas dans la faiblesse relative de ces ouvertures qu'on peut chercher la cause que nous cherchons. (J. Cloquet. Recherches sur les causes et l'anatomie des hernies abdominales. Th. concours, Paris, 1819.)

Cette circonstance a été notamment relevée par M. Verneuil sur un de ces malades. (Obs. VII.)

4° Le malade est atteint d'atrophie de l'un ou des deux testicules. Cette circonstance figure dans le plus grand nombre de faits que j'ai relevés. Il arrive en effet presque toujours que dans les cas de persistance du canal péritonéo-vaginal, même sans que le sac ait jamais donné asile à une hernie, il arrive dis-je que le testicule est évidemment atrophié, réduit, mollasse, tout en ne présentant aucune altération appréciable à l'œil nu de son parenchyme.

Sur l'un des sujets porteurs de cette anomalie, le testicule était en outre inversion en fronde.

J'ignore quelle peut être la valeur des inversions au point de vue qui m'occupe, mon attention n'ayant été attirée que fort tard sur ce point.

5° Si le testicule du côté opposé à la hernie n'est pas descendu dans les bourses, il y a probabilité de persistance de la communication péritonéo-vaginal du côté ou siège la hernie. Il en était ainsi sur le seul monorchide qu'il m'ait été donné d'examiner.

6° La hernie date de la plus jeune enfance. Ce n'est qu'une probabilité.

7° La hernie en question a présenté à des reprises différentes des accidents sous forme d'étranglement léger, réductibles par des moyens simples, tels que décubitus dorsal prolongé, taxis opéré par le malade lui-même. Des antécédents de cette sorte se trouvent consignés dans plusieurs des observations que j'ai parcourues. Voir les n°s 1, 13, 16, 19, 23, 27, 28, 30, du 2me tableau.

C'est sans doute à ces accidents qu'il faut appliquer les paroles suivantes de J.-L. Petit : « J'ai dit, et je répéterai souvent, que l'on ne peut trop se faire instruire de ce qui s'est passé depuis la naissance du malade jusqu'au moment où son indisposition l'oblige à avoir recours à la chirurgie. » (J.-L. Petit. Hernies.)

8° La tumeur est accompagnée d'un épanchement liquide abondant et de formation rapide, fait sur lequel j'ai déjà appelé l'attention.

9° Sur un point variable de l'intervalle qui sépare l'anneau du grand oblique du segment inférieur de la hernie, la tumeur présente une dépression circulaire quelquefois appréciable à la vue, mais plutôt accessible au toucher. Cet état répond à un cloisonnement incomplet du sac.

10ᵉ Le pédicule de la hernie se prolonge au-dessus de l'anneau du grand oblique sous forme d'un renflement tendu, douloureux, demi-cylindrique, dessinant en relief le trajet inguinal.

Ce fait a été souvent relevé dans les observations. On pourra s'en convaincre en parcourant celles que j'ai réunies à la fin de ce travail.

Arnaud l'a exposé en termes excellents :

« Mon sentiment fut que c'était le péritoine qui faisait l'étranglement. J'en tirai les preuves de la facilité avec laquelle la tumeur était rentrée, de son existence sous les muscles et de la dureté et consistance de la tumeur intérieure qui étaient pareilles à celle de l'extérieur du ventre ; de plus, la tumeur du ventre avait la même sensation de douleur que celle du dehors, quand on comprimait également l'une et l'autre (1).

____

(1) Arnaud. Ouvrage cité, t. II, p. 8.

PRONOSTIC.

Je serai fort bref sur l'évolution et sur le pronostic des hernies péritonéo-vaginales étranglées.

Je suis persuadé que les chiffres que je pourrais avancer ici ne donneraient pas une idée juste de la gravité de ce genre de hernie, bien des cas malheureux n'ayant pas été publiés.

Je me borne aux deux citations suivantes :

« L'expérience a démontré que dans les hernies à sac péritonéal l'étranglement est en général moins serré et moins grave que dans les hernies à sac vaginal. » (Gosselin, Clinique, t. III, p. 428.)

Et :

« Le danger est plus grand quand la hernie s'étrangle au moment de la formation. » (Lawrence, Traité des hernies, p. 68.)

TRAITEMENT.

1° De la situation profonde de l'étranglement, de l'impossibilité d'agir sur lui d'une manière immédiate, de la constriction énergique qui existe presque toujours, je conclus à l'inefficacité du taxis, inefficacité démontrée par les faits.

2° Des dangers qui résultent :

a. Des faibles adhérences qui unissent le sac congénital aux parties qui l'environnent, fait signalé par Dupuytren et que j'ai pu vérifier maintes fois (1) ;

____

(1) Il ne serait pas sans danger, dit Dupuytren, d'opérer la réduction de cette hernie ; car l'on pourrait avec les viscères refouler dans le ventre la tu-

b. De la possibilité imminente d'arracher sur la grande circonférence le diaphragme d'étranglement (voy. pl. I et obs. de Laugier (obs. XVIII) et de le réduire dans l'abdomen avec l'anse qu'il continue d'étrangler ;

c. De la possibilité de refouler la portion extérieure des viscères herniés, dans le renflement intra-inguinal du canal péritonéo-vaginal, sans pour cela modifier en rien la situation au niveau de l'orifice péritonéal, bien au contraire ;

Je conclus que le taxis doit être proscrit du traitement de la hernie péritonéo-vaginale étranglée d'une façon absolue.

Les observations que j'ai recueillies me semblent démontrer jusqu'à l'évidence que la kélotomie doit être faite d'emblée le plutôt possible.

Cette manière de faire présente en outre l'avantage d'éviter la perte d'un temps précieux, étant donnée la rapidité des lésions qu'un diaphragme tranchant à orifice étroit peut produire dans l'anse herniée, et le développement habituellement hâtif, quelquefois foudroyant, des accidents du choléra herniaire.

La kélotomie étant résolue, comment convient-il de la pratiquer ?

Je crois avoir abondamment démontré que l'agent de l'étranglement se trouve constamment au niveau de l'orifice supérieur du canal inguinal sinon plus haut.

On ne s'arrêtera point assurément à l'idée de respecter l'anneau fibreux du grand oblique. Sans compter que nombre de chirurgiens se sont trouvé obligés de le divi-

nique séreuse et laisser persister l'étranglement, comme j'en ai vu plusieurs cas (il s'agit de hernies vaginales) in th. de Lafont, Paris, 1880.

ser même en l'absence de toute constriction à son niveau, il est certain que vouloir agir au moyen d'un instrument tranchant sur un agent d'étranglement profondément situé (à deux pouces dans quelques observations) et cela au travers d'un orifice étroit, c'est pratiquer une opération aveugle, pouvant être désastreuse ainsi que l'événement l'a prouvé.

On doit donc s'arrêter à un procédé qui permette l'accès immédiat du siège de l'étranglement.

Il semble d'abord qu'il n'y ait qu'un procédé qui puisse donner cette facilité. C'est celui qui consiste à inciser l'aponévrose du muscle grand oblique sur le trajet du canal inguinal et dans toute la longueur de ce trajet. Ce procédé en effet a été mis en pratique par plusieurs cliniciens et avec un plein succès.

Ce procédé pourtant à des inconvénients. Il affaiblit la paroi abdominale dans un point où se font sentir particulièrement les effets des grandes contractions musculaires; il est certain aussi qu'une telle plaie touche de bien près à la grande séreuse abdominale.

A cette manière de faire, je crois qu'il faut préférer celle de Dupuytren. Ce grand chirurgien, guidé par une connaissance profonde des conditions de ces hernies inguinales congénitales, me semble avoir donné la meilleure marche à suivre :

« Lorsque l'étranglement est produit par le collet du sac herniaire, ce qui arrive fréquemment dans la hernie inguino-vaginale, le débridement est dangereux et difficile à raison du lieu élevé qu'occupe toujours cette partie du sac.

« Il y a peu de temps encore, les chirurgiens se croyaient obligés en pareil cas, ou bien de glisser la lame du bistouri le long du canal inguinal pour couper des parties qu'il n'avaient pas sous les yeux, ou bien d'inciser la paroi abdominale depuis l'anneau inguinal jusqu'à l'orifice du canal du même nom, dans le but de mettre le collet à découvert.

« Frappé des dangers que font encourir nécessairement l'un et l'autre de ces procédés, M. Dupuytren se mit autrefois à en chercher un meilleur, et, se basant sur une disposition anatomique, il y parvint d'une manière fort heureuse. En effet, ce chirurgien remarquant que la tunique vaginale, *libre dans la plupart de cas de toute adhérence avec les parties voisines, jouit de la faculté d'être mue dans le canal inguinal de bas en haut et de haut en bas,* conçut l'idée de profiter de cette heureuse circonstance pour attirer la partie supérieure du sac herniaire, c'est-à-dire son collet, jusqu'au-dessous de l'anneau inguinal (externe).

« Une fois entraîné vers ce point, les parties sont mises en évidence et par cela même il n'y a plus de danger, ni de difficultés pour le débridement. »

« Depuis son invention, M. Dupuytren a constamment mis en pratique ce procédé opératoire et toujours avec succès. »

Voici comment procéda Dupuytren dans un cas de ce genre, d'après le compte rendu qu'en a laissé Lafond qui assistait à l'opération.

« Le malade étant convenablement disposé sur le lit, le chirurgien se place à sa droite (il s'agissait d'une hernie inguino-scrotale droite). Une incision de trois pouces environ divise les parties depuis le milieu de la longueur du canal inguinal jusqu'au tiers inférieur du scrotum.

« La tunique vaginale paraît à découvert, on l'ouvre avec beaucoup de précaution.

« L'orifice inférieur du canal inguinal peut à peine recevoir l'extrémité du doigt indicateur ; cependant on parvient à l'y introduire et en remontant à une hauteur de plus de deux pouces, l'on arrive à un petit corps globuleux, élastique qui ferme exactement la partie supérieure du canal ; ce petit corps est reconnu pour être une anse d'intestin.

« M. Dupuytren saisit avec des pinces un des bords de la tunique vaginale près de l'anneau, un aide en fit autant du côté opposé et d'un commun accord ils tirent doucement en bas et parallèlement à l'axe du canal ; le malade fait des efforts, comme pour aller à la garde-robe et sous l'influence de cette double action, on voit la tunique vaginale s'abaisser graduellement. Un bistouri boutonné la divise à proportion sur la partie antérieure.

« Après quelques minutes d'une pareille manœuvre, la portion intestinale vient enfin faire saillie vers l'anneau inguinal ; un aide la saisit à l'instant, la tire graduellement en bas ; puis M. Dupuytren tranche le collet du sac qui l'étreint : dès lors l'intestin peut se développer avec facilité. » (1).

Cette manière de faire me semble avoir encore un autre avantage, qui n'est pas à dédaigner et dont l'auteur de la relation ne parle pas ; c'est de ne point exposer l'opérateur au refoulement de l'anse herniée entre le péritoine pariétal et les muscles de la paroi à travers l'incision du débridement. Accident dont des exemples récents ont montré la possibilité.

(1) Lafont. Thèse Paris, 1830, p. 11.

Une dernière question me reste à vider.

Doit- on réséquer le sac comme on le fait aujourd'hui généralement.

J'ai signalé plus haut (page 47), l'adhérence intime du sac aux éléments du cordon, adhérence qui peut aller jusqu'à une confusion inextricable entre ces diverses parties.

M. Bouilly (comm. orale) ne pense pas qu'on doive pratiquer cette résection, il la croit impossible et elle expose selon lui à de grand dangers.

Outre la section du canal déférent, accident qui dans l'espèce n'est pas d'une très grande importance, étant donné l'état ordinairement fort précaire de la glande spermatique, on est exposer à diviser les vaisseaux du cordon et cela dans de très fâcheuses conditions, conditions où les moyens hémostatiques efficaces dans d'autres circonstances peuvent se trouver en défaut.

OBSERVATIONS

Observations de hernies péritonéo-vaginales étranglées d'emblée.

OBSERVATION I (inédite).

Note sur une hernie inguinale congénitale étranglée réduite par le taxis
sous le chloroforme (Duret).

Au mois de mars 1882, est entré dans le service de M. le professeur
Verneuil un jeune homme de 14 ans, atteint d'une hernie inguinale
gauche.

Il n'avait jamais eu de hernie.

Depuis la veille, il avait des vomissements alimentaires et bilieux]:
il éprouvait de vives douleurs dans sa hernie, qui était apparue tout
d'un coup, à l'occasion d'un effort. A son arrivée, le facies était altéré,
les extrémités froides. La tumeur avait le volume d'un œuf de poule,
et descendait dans les bourses; mais n'en atteignait pas complètement
le fond. Celui-ci était absolument vide ; mais il nous fut facile de
reconnaître par le palper la présence du testicule arrêté au niveau
de l'orifice externe ou cutané du canal inguinal.

Dans l'autre bourse, la glande spermatique occccupait sa situation
habituelle. La tumeur herniaire était tendue et douloureuse au niveau du pedicule, au-dessous du testicule, qui n'était le siège
d'aucune hypertrophie, ni inflammation.

Le ventre n'était pas très ballonné ; mais il était douloureux, et
dès qu'on approchait la main, les muscles se contractaient violem-
ment. Nous fîmes d'abord deux ou trois tentatives infructueuses de
taxis. Puis, nous administrâmes le chloroforme. Au premier essai
de réduction, le malade bien endormi, la réussite fut complète.

Le lendemain, l'enfant ne souffrait plus ; puis le troisième jour un
purgatif fut administré, qui amena des évacuations abondantes.

Le testicule gauche était demeuré à l'anneau. Cinq jours après, le petit malade, pourvu d'un bandage, sortait guéri.

OBSERVATION II.

Hernie vaginale funiculaire étranglée, par M. Bidard, interne.
(Société anat., 1853, p. 327.)

Le 17 octobre 1853 entre à l'hôpital Saint-Louis, dans le service de M. Richard, un jeune homme de 26 ans, atteint d'une hernie étranglée, survenue pour la première fois, le même jour à onze heures du matin. Toutefois, ses parents lui ont rapporté qu'à l'âge de 3 ans il avait eu une hernie du même côté et ils expliquaient ainsi les coliques fréquentes qu'il éprouvait dans son enfance, mais il n'en a aucun souvenir, n'a jamais porté de bandages et il pouvait se livrer à des efforts puissants, à des marches très prolongées, sans éprouver de douleurs dans l'aine, sans y constater de grosseur, sans éprouver de coliques ni de tiraillement dans le ventre.

Il était ivre au moment de la production de la hernie et ne se souvient pas si elle a été précédée d'effort. Deux médecins immédiatement appelés ont pratiqué sans succès le taxis pendant une demi-heure environ.

Dans la région inguinale droite existe une tumeur longue de 11 centimètres, oblique de haut en bas et de dehors en dedans, très tendue, rénitente, régulière sans bosselures, mate à la percussion, offrant une fluctuation profonde, très douloureuse dans toute son étendue et surtout vers son pédicule, qui, gros et très dur, se continue dans le canal inguinal. La tumeur est située au-dessus du testicule et séparée de lui par une large dépression circulaire. On reconnaît sans peine que le testicule est entouré par une petite quantité de liquide contenue dans la tunique vaginale, et le malade en fait remonter l'origine à plusieurs mois.

Le ventre est un peu météorisé, très sonore, douloureux à la pression ; coliques et gargouillement.

Deux heures après le début des accidents, il est survenu des vomissements abondants de matières alimentaires ; depuis ce temps, les nausées sont continuelles, et dans la soirée nouveaux vomissements de matières liquides à odeur fade non stercorale, suppression des selles, langue un peu sèche, rouge à la pointe et sur les bords ; soif vive que les nausées empêchent de satisfaire ; pouls petit, lent et dépressible ; faiblesse et prostration très considérables, légère somnolence, face pâle, chaleur des membres peu élevée.

A dix heures du soir ce malade est opéré par M. Richard.

Avant l'ouverture du sac, le doigt ne peut pénétrer entre ses parois et les piliers de l'anneau inguinal; introduit dans sa cavité, il trouve le siège de l'étranglement à une profondeur telle qu'on le dirait produit par l'anneau inguinal interne. Le bistouri ne passe que difficilement entre l'intestin et le point qui étrangle, et il faut débrider largement et à plusieurs reprises pour pouvoir réduire. Le sac ne renferme point de liquide, l'anse herniée en contient une quantité très notable, elle est uniformément violacée sans trace de gangrène.

Insomnie complète pendant la nuit. Le lendemain, des envies de vomir, la constipation et la prostration persistent. Il survient bientôt des signes d'une violente péritonite et le malade succombe vingt-cinq heures après l'opération, trente-six heures après le début des accidents.

Autopsie. L'intestin porte la trace d'une forte striction, il est distendu par des gaz de coloration à peu près normale.

Le péritoine est à peine injecté, ne renferme pas de fausses membranes ; on trouve seulement dans le bassin quelques cuillerées de liquide séro-purulent.

Le sac herniaire est constitué par la persistance du conduit vagino-péritonéal. L'incision qui a permis d'arriver sur l'anse herniée est séparée de celle qui a été faite en débridant par les vaisseaux sous-cutanés abdominaux conservés. Le débridement a porté sur presque toute la longueur de la paroi antérieure du canal inguinal.

Le cordon spermatique est situé en arrière et au-dessous du sac herniaire dont les rapports avec l'artère épigastrique sont ceux qu'on rencontre d'ordinaire.

Le canal péritonéo-vaginal nous présente plusieurs particularités importantes. La portion qui constitue la tunique vaginale est normale ; cette cavité est bien conformée. Immédiatement au dessus de l'épididyme, le conduit vaginal a subi un commencement d'oblitération et on trouve un rétrécissement en forme de diaphragme percé à son centre d'une ouverture qui permet l'introduction d'une sonde ordinaire. Cette valvule est ferme, résistante, presque tranchante et non dilatable. Au-dessus d'elle est une dilatation cylindrique de 3 centimètres de hauteur et de 5 centimètres de circonférence.

Cette dilatation préparée d'avance pour constituer un kyste du cordon est séparée de la portion supérieure par une valvule en tout semblable à celle que je viens d'indiquer. La hernie descendait jus-

Ramonède.   5

qu'à la face supérieure de cette dernière, ce que prouve l'incision des téguments terminée à quelques millimètres au-dessus d'elle.

Vient ensuite une seconde dilatation de 6 centimètres de hauteur et de circonférence qui contenait l'anse herniée. Elle est encore presque fermée en haut par un rétrécissement situé à un centimètre et plus de l'anneau inguinal interne et à près de 3 centimètres au-dessus de l'anneau externe. Ce rétrécissement, comme les précédents, consiste en une bride saillante, tendue, un peu tranchante, mais qui diffère des autres qui sont complètement circulaires, en ce qu'il ne paraît pas former un cercle complet, mais plutôt une bande transversale étendue d'un côté à l'autre et ne se prologeant pas sur la paroi antérieure qui a été incisée pendant le débridement.

L'orifice interne du canal vaginal, le point où il se continue avec le péritoine, est lisse, non froncé, dilatable et permet l'introduction du doigt. Cependant sa partie inférieure nous montre une petite bride transversale encore faiblement ostensible et au-dessous d'elle est un petit pertuis. C'est l'orifice supérieur d'un nouveau petit canal dont l'orifice inférieur plus large et recevant facilement le bout d'une grosse sonde est situé au-dessous du rétrécissement indiqué en dernier lieu. Il existe donc là un petit canal long d'un centimètre, sous-jacent à celui qui a livré passage à la hernie. Il est oblitéré en haut; un stylet introduit ne peut le traverser, il est arrêté vers son orifice supérieur où on l'aperçoit par transparence. Cette disposition est assez exactement comparable aux canons d'un fusil double placés de champ et dont l'inférieur serait fermé à son extrémité. Est-il possible d'en donner une explication satisfaisante ?

Du côté gauche où il n'existe pas de hernie, nous trouvons la même persistance de la communication du péritoine avec la tunique vaginale et deux oblitérations incomplètes et valvulaires semblables à celles du côté droit, l'autre au-dessous et très près de l'anneau inguinal interne.

OBSERVATION III.

Hernie péritonéo-vaginale étranglée le jour de son apparition.
(Gosselin. Leçons sur les hernies, p. 361.)

La jeune D..., âgé de 23 ans, assure n'avoir jamais eu de hernie ; au moins depuis qu'il se connaît, il n'a jamais porté de bandage et n'a pas vu apparaître dans l'aine de tumeur qui sortît et rentrât alternativement.

Sa mère déclare ne lui avoir jamais connu de hernie.

Dans la soirée du 21 mai 1857, course dans le bois de Boulogne. Pendant cet exercice, il sentit une douleur dans l'aine droite, et portant la main à cet endroit, il trouva une tumeur qui descendait dans les bourses, et dont il n'avait jamais constaté la présence.

Coliques violentes, vomissements.

Ramené chez lui à huit heures du soir, les vomissements et les coliques continuent. Dans la matinée du 22, il consulte un très jeune étudiant en médecine, qui ne vit qu'une indigestion et n'ordonna rien. Les douleurs et les vomissements continuent.

Le 23, dans l'après-midi, le Dr Alibert, demandé, constate une anxiété, des douleurs violentes, du ballonnement du ventre, des vomissements fécaloïdes. Taxis pendant un quart d'heure ; résistance.

Appelé le 23, à huit heures et demie du soir, cinquante et une heures après le début des accidents, je constate la coloration brunâtre des vomissements, l'absence de garde-robes et des gaz stercoraux depuis le début des accidents; hoquet fréquent, le ballonnement du ventre, des douleurs vives. Cependant le pouls n'est ni faible ni fréquent ; le faciès n'est pas altéré.

Je trouvai dans l'aine droite une tumeur résistante qui descendait jusqu'en avant du testicule. La hernie était donc congénitale, et comme les symptômes fonctionnels avaient paru avant quarante-huit heures, j'en conclus qu'il s'agissait sans doute d'un étranglement très serré, siégeant au niveau d'un orifice étroit de la tunique vaginale non oblitérée.

Je donnai le chloroforme, et j'exerçai pendant plus d'un quart d'heure le taxis : trouvant une grande résistance, comme je m'y attendais, j'opérai. Je pris soin de faire mon incision sur le trajet inguinal pour arriver facilement sur l'orifice supérieur.

Il était tellement serré que j'essayai vainement de dilater avec mon doigt et que j'eus beaucoup de peine à introduire l'extrémité du bistouri boutonné pour débrider en haut et en dehors.

L'anse intestinale était longue de 5 centimètres, d'un rouge foncé, sans altérations. Il y avait une certaine quantité d'épiploon rouge foncé que je laissai dans la plaie après avoir réduit l'intestin ; alors le testicule se présenta, ce qui ne me laissa aucun doute sur la nature de la hernie : c'était bien une hernie vaginale-congénitale.

Le lendemain, à dix heures du soir, premières garde-robes à la suite de plusieurs lavements purgatifs. Le ballonnement et les vomissements continuent.

Mort dans la nuit du 24 au 25, à deux heures du matin.

OBSERVATION IV.

(Velpeau. Dict. en 30 vol., t. XVI, p. 452, 1837.)

Hôpital Saint-Antoine, 1829. — Garçon marchand de vins, fort et robuste, âgé de 20 à 25 ans, qui, le matin même, s'était donné un effort en voulant soulever un tonneau. Questionné de toutes les manières, il a constamment répondu que jusque-là il n'avait jamais eu de hernie. Celle qui le conduisait à l'hôpital offrait le volume des deux poings et finit par nécessiter l'opération. L'intestin contenu dans la tunique vaginale était, comme dans le cas précédent, en contact immédiat avec le testicule.

La mort eut lieu trois jours après; nous reconnûmes à l'ouverture du cadavre que l'entrée de la tunique vaginale, éraillée sur trois points de sa demi-circonférence interne, était déchirée en arrière à son entrée dans le scrotum ; que le canal inguinal conservait toute sa longueur et toute son obliquité et que, pour s'échapper au dehors, les viscères devaient être obligés de distendre, au point de l'érailler, le prolongement séreux du péritoine rétréci, mais non entièrement oblitéré.

OBSERVATION V.

(Velpeau. Art. Inguinale (Hernie). Dict. en 30 vol., t. XVI, p. 451, 1837.)

M. D..., étudiant en médecine, âgé de 20 ans, se sentit pris tout à coup de douleurs violentes dans l'aine et d'envies de vomir, en revenant le soir de se promener : c'était une hernie inguinale qui venait de se manifester et de s'étrangler. A l'opération, pratiquée le lendemain, nous trouvâmes l'intestin en contact avec le testicule et n'ayant d'autre sac que la tunique vaginale. Les renseignements les plus précis nous prouvèrent que les deux testicules occupaient depuis longtemps leur place naturelle et qu'il n'avait jamais existé là de hernie. La tumeur était d'ailleurs survenue brusquement et avait immédiatement acquis le volume du poing.

Observation VI.

Hernie congénitale étranglée. (Observation recueillie dans le service de Demarquay, par Girard, interne du service. Union médicale, 1872, t. 13, 3e série, p. 848.)

X..., 22 ans, employé de commerce, entre à la maison de santé le 6 mai.

Hier soir, d'après une marche forcée, il ressent une douleur vive en montant en chemin de fer. Il porte la main au pli de l'aine et reconnaît une tumeur volumineuse, douloureuse à la pression, que jamais il n'avait remarqué.

Deux heures auparavant il était allé librement à la selle.

La tumeur descend dans les bourses et présente le volume d'un gros œuf de poule.

Les téguments sont un peu rouges et chauds. Le testicule est situé à la partie inférieure de la tumeur avec laquelle il semble se confondre.

Diagnostic. — Hernie inguinale gauche congénitale.

Les testicules sont probablement descendus tard, car ils sont petits et ramassés près des anneaux. Le jeune homme ne se rappelle les avoir observés que vers l'âge de 14 ans ; il n'oserait point affirmer cependant qu'ils n'existaient point avant cette époque.

Fortes coliques durant la nuit de dimanche à lundi, vomissements de matières alimentaires, puis bilieuses; pas de selles.

Lundi. — Même état. Un médecin appelé constate l'étranglement. pratique le taxis sans résultat et envoie le malade à la maison de santé.

Il entre à onze heures du soir ; nous essayons le taxis modéré et prolongé (20 minutes environ). La tumeur diminue de volume entre nos mains; mais nous ne parvenons point à la réduire.

Glace sur le ventre, et lavement purgatif pour vider le bout inférieur.

Mardi matin. — M. Demarquay essaye le taxis après chloroformisation ; il ne réussit pas, et comme les symptômes deviennent très graves, il décide la kélotomie.

Déjà la tumeur était rasée quand on songea à pratiquer une ponction aspiratrice.

Trocart n° 1 (appareil Potain), 120 gr. d'un liquide noirâtre, avec quelques parcelles de matières fécales. Probablement beaucoup de gaz aussi s'étaient échappés, car on a été obligé de refaire le vide bien avant que tout le liquide fût évacué.

En retirant lentement le trocart, on voit de nouveau un liquide passer dans le flacon, mais liquide beaucoup plus clair, c'est le liquide du sac.

La hernie s'affaisse considérablement. La hernie est réduite sans aucun effort de taxis.

Guérison le 31 mai.

OBSERVATION VII.

Hernie inguinale congénitale étranglée. (Verneuil. Gazette des hôpitaux, 1879, p. 930.)

X..., garçon de 20 ans, habituellement très bien portant, sauf une petite difformité congénitale à laquelle il attache peu d'importance : le testicule gauche était arrêté dans le canal inguinal, et le testicule droit était mobile, montant et descendant dans la bourse du côté droit jusqu'au canal inguinal.

Il y a cinq jours il ressentit une sensation pénible de ce côté droit, quelques troubles peu intenses, et il entra dans le service d'un de nos collègues où l'on attribua ces accidents douloureux à une orchite. Rien ne faisait songer à une hernie.

Cependant, avant-hier, les troubles intestinaux se montrèrent : constipation et vomissements. Hier matin, je fus appelé auprès de ce malade, et je constatai immédiatement qu'il était porteur d'une hernie étranglée ; les bourses du côté droit étaient gonflées légèrement jusqu'aux limites supérieures du canal inguinal, formant une tumeur allongée cylindrique.

On distinguait mal le testicule droit logé à la partie postérieure de cette tumeur ; le reste de la tumeur était constitué par de l'épiploon et de l'intestin.

Diagnostic. — Hernie congénitale étranglée d'emblée.

"Le malade était dans un état désespéré, la face livide, les mains glacées, cyanosées ; le ventre fortement ballonné, les vomissements incessants ; la prostration considérable.

Pouls insensible.

Il présentait aussi un certain degré de congestion pulmonaire.

Kélotomie sous le chloroforme.

Méthode antiseptique dans toute sa rigueur.

Incision couche par couche. Après l'ouverture du sac, masse grisâtre filamenteuse, exhalant une odeur infecte, et constituée par une portion notable d'épiploon gangrené ; le sac renfermait en outre une anse d'intestin, du volume d'une pomme d'api, résistante, gonflée, remplie de gaz ; sa surface présentait une coloration grisâtre, qui dénotait une gangrène manifeste.

Testicule dans le sac.

Ayant introduit le doigt entre l'intestin et l'anneau constricteur, je pus m'assurer que le rétrécissement annulaire avait un bord mince et tranchant très résistant, car j'ai tenté vainement de le déchirer avec le doigt, c'était donc là la cause de l'étranglement. Toutefois l'intestin n'y était pas très serré, le doigt pouvait passer librement entre l'anse intestinale et le rebord tranchant.

Résection des portions épiploïques gangrenées et lavage avec une solution antiseptique forte.

Ouverture large de l'intestin.

Pas de débridement, car les parties contenues dans le sac étaient en si mauvais état, que je ne me souciai pas de faire communiquer la plaie extra-abdominale avec la séreuse péritonéale.

Le malade succomba dans la soirée.

OBSERVATION VIII.

Hernie vaginale funiculaire. (Foucher. Gazette hebdomadaire, 1863, p. 78.)

Un jeune homme de 18 ans, d'une bonne santé, n'ayant jamais eu de hernie, fut pris tout à coup, à la suite d'une course, de coliques et de douleurs dans la région inguinale droite.

Bientôt survinrent des vomissements et on dut la transporter à l'Hôtel-Dieu. L'interne reconnut une hernie qu'il s'efforça en vain de réduire et pendant toute la nuit les vomissements continuèrent. A la visite du matin, M. Foucher trouva une tumeur oblongue, placée le long du cordon, se prolongeant dans le canal inguinal où son extrémité supérieure se perdait, et séparée en bas du testicule par un espace appréciable. Il s'agisait de déterminer quelle était la variété de la hernie et quel était l'agent de l'étranglement.

M. Foucher pensa que cette hernie, placée le long du cordon, était située dans la tunique vaginale non oblitérée et qu'elle correspondait, quoique survenue par accident, à une hernie congénitale ayant trouvé en quelque sorte un sac pour la recevoir. La hernie ne descendait pas jusqu'aux testicules, elle n'était en rapport qu'avec le cordon, c'était donc une hernie funiculaire.

La hernie était trop récente et son apparition trop brusque pour me faire admettre l'idée d'une inflammation du sac. D'un autre côté, le sac n'avait pas de collet et enfin l'introduction facile du doigt sous l'anneau inguinal interne démontrait que celui-ci n'était pour rien dans l'étranglement.

Le diagnostic fut le suivant : hernie inguinale funiculaire, étranglement au niveau de l'anneau inguinal interne, occasionné peut-être par un commencement de rétrécissement de cet anneau.

L'opération fut immédiatement pratiquée. La tunique vaginale contenait une certaine quantité de liquide, c'était bien elle qui était le siège de la hernie.

L'anneau inguinal externe n'était pas le siège de l'étranglement. On le débrida pour aller plus loin chercher cet agent. Le doigt, porté au niveau de l'anneau inguinal interne, trouva une anse fibreuse qui serrait l'intestin.

On fit deux débridements, l'un en dedans et en haut, l'autre en dehors et en haut. Le doigt, introduit au-delà, ne trouva pas de repli valvulaire, c'était donc le facia transversalis qui étranglait la hernie ; celle-ci était constituée uniquement par une anse d'intestin grêle de 8 à 10 centimètres. L'intestin était rouge, violacé, rugueux à sa surface; dans le point qui correspondait à l'étranglement, il était marqué d'une rainure circulaire.

Le malade a guéri sans accidents.

OBSERVATION X.

Hernie congénitale étranglée. (Goyrand. Clinique chirurgicale,
obs. XXVI, p. 357.)

T..., étudiant en droit, âgé de 20 ans, ne se doutait pas qu'il fût atteint de hernie, quand le 31 jauvier 1847, à la suite d'une course fatigante, il est pris tout à coup de coliques violentes et vomit ses derniers aliments.

Bientôt après il pousse une selle. Une douleur vive se fait sentir dans l'anneau inguinal droit et au-dessus ; puis des coliques se manifestent. A dater de ce moment, la constipation est complète. Deux médecins appelés alors reconnaissent une hernie étranglée et ne peuvent la réduire.

Les bains, les sangsues ne rendent pas le taxis plus efficace.

Appelé le 2 février je constate un étranglement fort grave.

Le scrotum n'existe qu'à gauche. A droite se voit une tumeur allongée qui de l'ouverture inguinale se porte au périnée, où elle se termine en arrière de l'insertion de la poche scrotale gauche. Cette tumeur constitue un cylindre courbe, à convexité antérieure inférieure et adhérent par sa concavité. Elle est divisée en deux lobes par une très légère dépression transversale.

La partie supérieure à la dépression est dure, très douloureuse, surtout au toucher, et s'étend au-dessus de l'anneau du muscle grand oblique, dans l'épaisseur de la paroi abdominale jusqu'à l'orifice supérieur du canal inguinal ; la partie inférieure ou périnéale est molle, pâteuse, indolente. Le testicule droit est englobé dans la tumeur.

Les seuls renseignements qui nous soient fournis sur les précédents sont que pendant les premiers temps de la vie, on s'est aperçu que le jeune T... n'avait dans le scrotum que le testicule gauche.

La constipation est complète ; les vomissements sont fréquents. L'abdomen ballonné est sensible à la pression au-dessus de la hernie.

Le pouls est à 130, petit et dépressible ; les yeux sont çaves, le nez est effilé, la voix est faible.

L'opération nous paraît urgente, nous la pratiquons à cinq heures du soir, quarante-huit heures après le début des accidents.

L'incision extérieure, commencée au-dessus de l'extrémité supérieure de la hernie, est prolongée seulement jusqu'au milieu du lobe inférieur de la tumeur. Il n'y a pas une goutte de sérosité dans le sac.

Cette poche est incisée de l'anneau du grand oblique à l'angle inférieur de l'incision de la peau.

Le premier organe qui se présente est l'épiploon que je trouve brunâtre mais non altéré dans sa texture. Ce repli du péritoine formait seul la partie périnéale qui était, ai-je dit, molle et insensible. Je le relève et je trouve au-dessous une anse d'intestin grêle d'un brun foncé, mais rénitente, ne paraissant pas profondément altérée. L'anneau du grand oblique laisse passer mon doigt ; je l'élargis cependant un peu avec le bistouri boutonné, et je puis alors plonger le doigt profondément dans le canal inguinal. A l'orifice supérieur du canal je trouve un étranglement très serré. Je tache de rapprocher ce point de l'orifice inférieur, en tirant sur les bords de l'incision du sac avec des pinces à direction que je confie à des aides et je fais un débridement en haut et en dehors qui me permet de replacer l'intestin dans le ventre.

Je veux ensuite réduire l'épiploon qui n'adhère à aucun point du corps du sac, mais je ne puis y parvenir. Ce que j'engage dans le canal en ressort aussitôt; c'est que, apparemment, l'épiploon hernié adhère au col du sac.

J'excise alors la masse épiploïque en conservant toutefois une portion que j'engage dans le collet du sac et le canal inguinal pour qu'elle y forme bouchon.

Le testicule est à nu sur la paroi postérieure de la portion périnéale du sac.

Il se fit dans ces parties un bourgeonnement actif qui amena la guérison en vingt-huit jours.

Je fondais quelque espoir de guérison radicale sur le bouchon épiploïque; mais je fus déçu dans mes espérances; la hernie se reproduisit.

T... a été obligé, depuis, de porter des bandages.

OBSERVATION X.

Hernie péritonéo-vaginale étranglée, recueillie dans la clinique de Dupuytren, par Lafont. Th. de Paris, 1830, n° 82, p. 11.

Un jeune homme de 22 ans, grand, fort et bien constitué, fut reçu à l'Hôtel-Dieu, salle Sainte-Agnès, n° 21, le 12 octobre, pour des douleurs vagues qu'il ressentait dans la région inguinale du côté droit. Cet individu refusant de donner des renseignements sur son état, on le crut peu malade et on y donna peu d'attention, lorsque le 19 octobre, un malade voisin déclara que pendant la nuit il avait eu des vomissements et qu'il l'avait entendu pousser des plaintes. On s'aperçoit en outre qu'il a de fréquents hoquets; la physionomie est altérée, les tempes sont creuses, les traits tirés; en un mot il offre tous les symptômes d'une affection grave de l'abdomen.

Quoi qu'il en soit, c'est en vain qu'on lui adresse une foule de questions dans le but de connaître la cause des accidents, il ne répond que par des mensonges. M. Dupuytren porte cependant ses recherches sur les régions inguinales et voici ce qu'il rencontre : le scrotum ne renferme qu'un testicule, celui du côté gauche; le testicule droit se laisse sentir dans l'anneau inguinal et il paraît légèrement aplati contre le pubis : à l'extrémité supérieure du canal inguinal, on rencontre assez profondément une tumeur allongée de plusieurs pouces de longueur, peu sensible, le scrotum du côté droit n'est cependant pas vide, on y sent une fluctuation qui atteste la présence d'un liquide que l'on parvient même à faire refluer dans l'intérieur du canal abdominal jusqu'au-desssus du testicule. Du reste, le ventre est à peu près indolent, mais il offre une légère tension et une légère résistance et surtout du développement.

Ces recherches terminées le chirurgien adresse de nouvelles questions au malade qui déclare enfin que le testicule droit n'est jamais descendu dans la bourse ; il apprend de plus que deux ou trois ans auparavant il avait eu la même maladie et que celle-ci avait été combattue par des sangsues et par des cataplasmes ; il convient que depuis six ou sept jours, il est en proie à des coliques intenses, qu'il a des nausées, des hoquets et des vomissements et que la constipation est opiniâtre depuis la même époque, sauf quelques selles qui ont eu lieu dans les premiers jours de la maladie.

D'après ces renseignements et les phénomènes qui existent, M. Dupuytren reconnaît une hernie inguino-vaginale étranglée ; il annonce que la tunique vaginale a été poussée dans le scrotum par la hernie et non par le testicule, puisque celui-ci n'est jamais descendu dans la bourse, que l'étranglement est produit par le collet de la tunique séreuse, qui tient lieu de sac herniaire, et que très probablement le collet est situé vers l'orifice supérieur du canal inguinal. Il ne serait pas sans danger, dit ce professeur, d'opérer la réduction de cette hernie ; car l'on pourrait avec les viscères refouler dans le ventre la tunique séreuse et laisser persister l'étranglement, *comme j'en ai vu plusieurs cas*. On fait cependant quelques légères tentatives qui sont inutiles, et le lendemain l'opération est pratiquée de la manière suivante.

Le malade convenablement posé sur un lit, le chirurgien se place à sa droite. Une incision de trois pouces environ divise les parties depuis le milieu de la longueur du canal inguinal jusqu'au tiers inférieur du scrotum ; ces parties sont la peau, les ganglions lymphatiques et quelques rameaux rartériels sur lesquels on jette des ligatures.

La tunique vaginale paraît à découvert, on l'ouvre avec beaucoup de précaution, et au même instant il en sort un jet de sérosité légèrement rougeâtre.

Le testicule occupe le lieu où on l'a reconnu ; il est situé presque verticalement et séparé de l'épidyme dans un point assez étendu. L'orifice inférieur du canal inguinal peut à peine recevoir l'extrémité du doigt indicateur ; cependant on parvient à l'y introduire, et en remontant à une hauteur de plus de deux pouces l'on arrive à un petit corps globuleux, élastique, qui forme exactement la partie supérieure du canal ; ce petit corps est reconnu pour être une anse d'intestin.

M. Dupuytren saisit avec des pinces un des bords de la tunique vaginale près de l'anneau, un aide en fait autant du côté opposé et d'un commun accord ils tirent doucement en bas et parallèlement à l'axe du canal ; le malade fait des efforts comme pour aller à la garde-robe, et, sous l'influence de cette double action on voit la tunique vaginale s'abaisser graduellement; un bistouri boutonné la divise à proportion sur sa partie antérieure. Après quelques minutes d'une pareille manœuvre, la portion intestinale vient enfin faire saillie vers l'anneau inguinal; un aide la saisit à l'instant, la tire graduellement en bas ; puis M. Dupuytren tranche le collet du sac qui l'étreint : dès lors l'intestin peut se développer avec facilité.

Avant de réduire cet organe le chirurgien s'assure s'il n'a pas été profondément endommagé par l'étranglement ; il le trouve en bon état, et le fait rentrer de suite dans la cavité du ventre.

Dès ce moment tous les symptômes d'étranglement disparaissent et quelques heures plus tard les selles se rétablissent abondamment.

La diète absolue est observée plusieurs jours; le malade va de mieux en mieux et le 2 décembre il est en état de sortir de l'hôpital.

Dans d'autres observations de ce genre que l'auteur ne rapporte pas, il dit que la conduite de Dupuytren a été la même et c'est dit-il, la raison pour laquelle il ne les donne pas.

Observation XI.

(A. Cooper, p. 249, obs. 213.)

Un cocher de 27 ans reçut une ruade violente de cheval dont les deux fers portèrent sur le côté gauche de l'abdomen.

Je le vis deux heures après l'accident, et je trouvai une hernie inguinale gauche qui avait été produite par le coup; déjà elle avait atteint le scrotum.

Au bout de quarante-huit heures, aggravation considérable de l'état du malade. Opération : une anse intestinale d'un pouce et demi environ et une grande quantité d'épiploon.

Observation de hernies péritonéo-vaginales communes étranglées.

Observation XII (inédite).

Hernie inguinale congénitale étranglée. Kélotomie.
(Communiquée par M. Bouilly.)

Le 9 février 1882, malade du service de M. Labbé, 2ᵐᵉ pavillon, 1ᵉʳ étage, n° 18.

Garçon de 21 ans, vigoureux, bien constitué ; il dit avoir une hernie à droite depuis environ dix années. Cette hernie descend quelquefois dans les bourses, mais il lui suffit de se coucher pour la réduire. Il n'en a jamais été incommodé et n'a jamais porté de bandage. Il restait toujours une petite partie non réduite dans la bourse du côté droit.

Le mardi, 7 février, à 6 heures du soir, sans cause appréciable, sans effort, la hernie sortit tout à coup ; douleurs vives qui obligèrent ce jeune homme à prendre le lit.

A huit heures il avait un vomissement abondant, composé de matières alimentaires et bilieuses.

La nuit suivante fut occupée par des coliques violentes sans vomissement.

Dans la journée du 8 il se produisit des vomissements fréquents se produisant chaque fois que le malade ingérait quoique ce fût. Dans cette journée un médecin en ville fit une tentative assez prolongée de taxis et envoya le malade à l'hôpital. Les internes firent de nouveau le taxis, sans chloroforme, pendant dix minutes environ, après un grand bain d'une heure.

Dans la nuit les vomissements se répétèrent à plusieurs reprises, accompagnés de coliques violentes. Depuis le début des accidents, ni matières ni gaz par l'anus.

Je vis le malade le 9, à 10 heures du matin, c'est-à-dire quarante heures après la sortie de la hernie.

État général bon, pas de refroidissement des extrémités, ni du nez, ni de la langue.

Ventre modérément ballonné, douleurs spontanées sous forme de coliques ; un peu de sensibilité à la pression dans la région ombilicale. Les muscles des parois abdominales sont fortement contractés.

Tumeur inguino-scrotale d'un volume un peu supérieur à celui du poing.

Au toucher, on constate que la portion scrotale de la tumeur est mollasse, près de l'orifice cutané du canal inguinal, elle est tendue et résistante. En outre, tout le long du trajet inguinal, on sent une masse dure, résistante, tendue, se continuant en bas avec la partie contenue dans le scrotum.

La douleur peu vive sur les bourses et à leur racine ; elle est très marquée dans la région de l'orifice cutané du trajet, vive également dans la tuméfaction située au-dessus de l'arcade crurale dans l'épaisseur de la paroi.

Le testicule est très nettement isolable à la partie inférieure de la hernie.

Kélotomie. Une volumineuse masse épiploïque se présente, congestionnée, mais en bon état. Cet épiploon est adhérent à la partie inférieure du sac.

Le testicule se voit à la partie inférieure de l'incision.

L'épiploon écarté, une anse d'intestin grêle de 7 à 8 cent. de longueur se montre ; elle est violacée, mais en bon état.

L'étranglement est situé très haut. Le doigt dépasse l'orifice abdominal et arrive sur une espèce de diaphragme qui enserre l'intestin. Le diaphragme est si serré que je ne puis y insinuer l'ongle qu'avec peine.

Débridement en haut et en dehors.

L'intestin montre un sillon circulaire très marqué, avec commencement de destruction probable de la tunique musculaire.

Réduction avec précautions, dans la crainte de refouler l'intestin entre le péritoine et les muscles.

Le sac herniaire très épais et très adhérent ; impossible de le décortiquer et de le résquéer.

Sutures. Pansement de Lister.

Guérison.

Observation XIII. (Inédite.)

Hernie inguinale congénitale étranglée.
(Communiquée par M. Bouilly.)

Garçon de 25 ans, bien constitué, atteint, depuis un temps, qu'il croit remonter à sa naissance, d'une petite hernie inguinale droite, ne descendant pas habituellement dans les bourses.

Il ne porte pas de bandage. Il y a deux ans, quelques accidents dus à une irréductibilité qui céda par le taxis.

Dans la nuit du 29 au 30 novembre 1880, la hernie sortit, descendit jusque dans la bourse droite et ne put être réduite.

Le 30 au matin, le malade commença à vomir. En même temps des douleurs marquées se montraient dans la tumeur. Les vomissements continuèrent dans la journée et aussi le 1er décembre sans présenter, au dire du malade, d'autres caractères que ceux des vomissements bilieux.

Pas la moindre émission de matières ni de gaz depuis la sortie de la hernie.

Aucun traitement jusqu'au matin du 2 décembre, jour où un médecin fit sans succès et en déterminant de grandes douleurs, un taxis de 25 minutes.

Le malade est envoyé à l'hôpital, vers 2 heures de l'après-midi, le même jour.

Je vis le malade à 9 heures du soir, c'est-à-dire environ soixante-douze heures après le début des accidents d'étranglement.

La tumeur d'un volume un peu inférieur à celui du poing, descend jusque dans le scrotum ; elle est peu tendue, molle, donnant l'idée d'une collection liquide ou d'une masse épiploïque ; tumeur moins volumineuse au niveau de l'orifice inguinal superficiel, avec dureté et douleur vive à la pression en ce point.

Il est absolument impossible d'isoler le testicule, qui est perdu dans la masse de la tumeur et il n'y a aucun doute qu'il ne s'agisse d'une hernie vaginale congénitale.

Ventre modérément ballonné, peu douloureux à la pression ; douloureux spontanément par intermittences irrégulières.

Ni refroidissement, ni chaleur fébrile.

Le malade cependant a le facies hippocratique très prononcé et il est très affecté et très inquiet.

Ce soir a eu lieu un vomissement franchement fécaloïde.

La situation commande une intervention immédiate : la durée de l'étranglement, la nature congénitale de la hernie, son volume, l'âge du malade, la nature des vomissements, l'échec du taxis ne permettent pas l'hésitation.

Opération sans accidents. Pas de liquide dans le sac. Quantité considérable d'épiploon. Une anse d'intestin grêle de 7 à 8 cent. de longueur est dans le sac, en contact direct avec le testicule. Cette anse est violacée, mais chaude et sans altérations.

Cette anse est très serrée au niveau de l'orifice inguinal interne et l'on peut juger alors qu'il aurait été impossible de la réduire sans débridement.

- Débridement en haut et en dehors. Le sillon de l'étranglement est assez peu marqué. Il est évident que l'intestin a été protégé par l'épiploon qui a atténué la violence de la constriction et à la présence duquel a été due sans doute la marche subaiguë des accidents.

Sutures. Pansement de Lister.

4 décembre. Mort, après agitation et quelques vomissements dans la journée.

OBSERVATION XIV. (Inédite.)

Entéro-épiplocèle inguinale étranglée. Kélotomie à la 11e heure.
(Communiquée par M. Bouilly.

X..., 52 ans, fumiste, entre le 13 avril 1882, salle Saint-Côme, service du professeur Le Fort, suppléé par M. Bouilly.

Hernie inguinale gauche dont l'apparition remonte à environ 25 ans : sortant et rentrant facilement, mais habituellement maintenue par un bandage.

La veille, 12 avril, à 10 heures du soir, sans cause connue, la hernie sort tout à coup beaucoup plus volumineuse que d'habitude ; immédiatement elle devient le siège de douleurs vives.

Un médecin en ville fit une première tentative de réduction par le taxis, d'un quart d'heure environ ; puis vers 2 heures du matin, une seconde, d'environ une heure ; puis la hernie fut entourée d'une bande de caoutchouc.

Le seul résultat de ces manœuvres, pratiquées d'ailleurs sans chloroforme, fut de produire de vives douleurs ; du reste nulle réduction.

Aujourd'hui 15, à 7 heures, X... a vomi pour la première fois, rendant tout son dîner de la veille. Il affirme catégoriquement n'avoir rendu aucun gaz par l'anus depuis le début des accidents.

Je trouve une tumeur inguino-scrotale gauche, grosse environ comme un poing d'adulte ; les bourses sont rouges et ecchymosées à la partie inférieure.

La tumeur se prolonge le long du canal inguinal par un pédicule peu volumineux.

Elle est dure, très tendue, résistante, sans sonorité.

Douleur très vive au niveau du collet ; ventre distendu, contracté.

État général bon, pas de refroidissement.

Le malade n'a pas uriné depuis hier soir et n'a pas d'urine dans sa vessie.

L'examen de la tumeur montre en outre qu'il n'est possible de sentir le testicule que très imparfaitement, il paraît perdu dans la tumeur. Je conclus qu'il s'agit d'une hernie vaginale.

La date rapprochée des accidents me porte à faire une tentative de taxis avec chloroforme.

Après 5 à 6 minutes d'efforts soutenus, je n'obtiens aucun résultat, et la résistance considérable de la tumeur me fait penser que le taxis n'a pas de chances de succès.

Kélotomie. Pas d'accident particulier. Masse épiploïque peu volumineuse, saine ; anse intestinale longue de 20 à 30 cent., très congestionnée, asphyxique, noirâtre.

Le sac est bien formé par la tunique vaginale ; le testicule est à nu, en contact avec l'intestin ; il est petit, atrophié.

Le siège de l'étranglement est bien plus haut que l'anneau inguinal externe. Il est dur, formé par un anneau fibreux ; il permet facilement l'introduction d'une sonde cannelée, mais est beaucoup trop étroit et surtout trop profond pour qu'il eût été possible de réintégrer par le taxis toute l'énorme masse d'intestin sortie.

Débridement en haut et en dehors et deuxième débridement en bas ; légère dilatation avec le doigt.

Réduction facile de l'intestin lavé à l'eau phéniquée faible.

Résection de l'épiploon après ligature ; résection d'une portion du sac, celui-ci ne pouvant être enlevé en entier puisqu'il est fermé par la tunique vaginale.

Suture. Pansement de Lister.

Depuis aucun accident notable ne s'est produit.

Le 8 mai, le malade quittait le service complètement guéri.

Ramonède.   6

Observation XV. (Inédite.)

Hernie inguinale congénitale étranglée du côté droit. Kélotomie après
15 jours d'étranglement. Guérison.
(Communiquée par M. Barrette, interne des hôpitaux.)

Le nommé Krauss, âgé de 28 ans, entre le 9 juin 1878 à 9 heures
et demie du soir à l'hôpital Saint-Antoine et est couché au n° 22 de
la salle Saint-Barnabé. Cet homme n'a jamais fait de maladies graves, il est vigoureusement constitué. Il a remarqué depuis longtemps
dit-il, que son testicule droit est moins gros què l'autre. Il y a cinq
ans à la suite d'efforts violents il se produisit dans le pli de l'aine du
côté droit une tumeur du volume d'un petit œuf ; jamais auparavant
il n'avait rien senti de semblable. Un bandage fut appliqué sur cette
hernie et le malade l'a quitté il y a six mois seulement croyant sa
hernie complètement guérie.

Ce matin à 9 heures, en débarquant à Boulogne-sur-mer, la hernie s'est tout à coup reproduite. Il a ressenti une violente douleur et
a vomi les aliments qu'il avait pris peu auparavant. Néanmoins il a
continué son voyage et est venu à Paris éprouvant pendant tout le
trajet des coliques très violentes sans pouvoir aller à la selle.

La tumeur est piriforme, légèrement bilobée, à petite extrémité
dirigée en bas et en dedans; cette petite extrémité présente un sillon
permettant de distinguer le testicule de la hernie qui lui est immédiatement contiguë.

La hernie est dure, tendue, très douloureuse surtout au niveau du
collet.

Deux tentatives de taxis ont été faites en ville, sans chloroforme,
elles ont été infructueuses.

A minuit, M. Humbert fait une nouvelle tentative de taxis sous le
chloroforme, sans plus de résultat et il pratique immédiatement la
kélotomie. Le sac contient deux à trois cuillerées de sérosité jaunâtre, il est formé par la tunique vaginale, car on trouve sur sa paroi postérieure la saillie du cordon, et en bas il adhère au testicule
qui est réduit au volume d'un petit œuf de pigéon. La hernie est formée par une anse intestinale complète, rouge lie de vin. L'orifice inférieur du canal inguinal est libre, le supérieur très serré. Débridement.

L'intestin un peu attiré au dehors montre un sillon d'étranglement
très profond, mais encore rouge au niveau de la ligne de constriction.

Réduction un peu laborieuse.

Sutures profondes et superficielles. Pansement de Lister.

La guérison marche très régulièrement malgré une légère suppuration de la ligne de réunion superficielle.

Le malade sort complètement guéri le 21 juin.

OBSERVATION XVI. (Inédite.)

Entéro-épiplocèle congénitale. Kélotomie. (Observation communiquée par M. Carron, interne des hôpitaux.)

C... entre le 22 janvier 1883 à l'hôpital Saint-Louis, salle Saint-Augustin, n° 16, service de M. Le Dentu, suppléé par M. Félizet.

Ce malade raconte qu'il a une hernie depuis l'âge de 22 ans.

C'est à l'âge de 27 ans seulement qu'il a commencé de porter un bandage.

Le 19 janvier 1883, il prend une purgation.

Le 20, sa hernie sort, sans effort qui ait pu la déterminer. Il essaie de la réduire comme d'habitude, mais il ne peut y parvenir.

Un médecin ordonne un bain et pratique le taxis sans succès. Injection sous-cutanée de morphine.

Le 21. Ce malade n'a pu dormir la nuit précédente. Il est tourmenté par de fréquentes nausées. Prescription : huile de ricin, 40 gr. nul effet.

A quatre heures de l'après-midi, vomissements glaireux et alimentaires, suivis de vomissements bilieux.

Lundi 22, jour de l'entrée du malade ; le facies est grippé, les yeux sont excavés les pommettes violacées, le teint terreux ; voix faible, hoquet.

La nuit dernière à partir de deux heures du matin, des vomissements verdâtres d'une odeur infecte ont eu lieu.

Il n'y a eu ni selles, ni gaz depuis l'issue de la hernie.

La bourse droite est distendue par une tumeur allongée qui se continue dans le canal inguinal.

Cette tumeur présente un sillon transversal qui le divise en deux portions superposées, dont la supérieure est plus volumineuse.

Tumeur mate, d'une consistance ferme, sans gargouillements.

Pouls 95° très petit.

Température 36°,2.

A dix heures du matin, ce jour-là, kélotomie, sans anesthésie, selon la pratique constante de M. Félizet,

Le sac ouvert, on aperçoit d'abord une masse épiploïque considérable descendant jusqu'au fond du sac où elle a contracté des adhérences, et en contact immédiat avec le testicule qu'elle recouvre.

L'épiploon écarté, on aperçoit une petite anse intestinale qu'à des caractères certains on reconnaît être une portion de l'arc du côlon.

Coloration et consistance normale.

L'agent d'étranglement se trouve au-dessus de l'anneau du grand oblique ; il est constitué par un anneau long et étroit.

Débridement et reduction de l'anse intestinale. La masse épiploïque ne peut être réduite. Elle est excisée et liée.

Pansement de Lister. Morphine.

Le 23. Un peu de sensibilité vers la fosse iliaque droite : 15 sangsues. Pas de selles. Morphine.

Le 24. Quelques gaz sont rendus par l'anus.

Le 25. Le pouls a repris son état normal. Pas de selles, vives douleurs de ventre, et ballonnement. On continue la morphine. Le malade est en très bonne voie.

Mort le 31 janvier avec signes de pneumonie double. Nul symptôme de péritonite.

L'autopsie n'a pu être faite.

OBSERVATION XVII.

Hernie inguinale congénitale simulant au début une vaginalite aiguë. (Observation recueillie par M. Bellouard, interne de M. Panas. France médicale, 1875, p. 809) (résumée).

F. Edmond, 22 ans. — Hernie inguinale droite, dont l'apparition remonte à six ans. Pas de traitement pendant onze mois, puis application d'un bandage.

Depuis lors, la hernie est habituellement maintenue, elle sort quelquefois, mais elle rentre de suite, sans donner lieu à aucun accident.

Le 21 mars, à midi, la hernie s'étrangle.

Taxis en ville pendant un quart d'heure sans chloroforme — insuccès.

Le soir, à l'hôpital, taxis pendant cinq minutes sans succès — pas de chloroforme.

Le 21 mars, M. Panas reconnaît la présence, dans la tunique vaginale, d'un épanchement liquide assez abondant. Rougeur des téguments.

Ponction, dans l'espoir de faciliter la réduction, 105 grammes d'un liquide limpide se prenant immédiatement en gelée.

Le doigt peut alors être introduit dans le trajet inguinal. On ne sent rien qui puisse être pris pour une hernie. Quelque fortes que fussent les présomptions premières, et en l'absence de tout signe positif, le diagnostic de hernie étranglée fut abondonné pour le suivant : vaginalité aiguë ayant simulé un étranglement.

Le 23 mars, la tumeur s'est reformée ; réapparition des signes fonctionnels d'étranglement.

La percussion, pratiquée d'une manière spéciale, permet de constater une sonorité superficielle à la partie la plus élevée de la tumeur.

Opération. L'incision conduit dans la tunique vaginale, à la partie supérieure de laquelle, à l'entrée du canal inguinal, on trouve un premier diaphragme dont l'ouverture est libre (1). Ce diaphragme est incisé ; le doigt peut alors pénétrer dans le canal inguinal, qu'il parcourt jusqu'à son orifice supérieur où se trouve une anse étranglée.

C'est évidemment ce diaphragme qui, après l'évacuation des liquides, avait empêché le doigt de parvenir sur l'anse étranglée. Nouvelle difficulté ajoutée aux précédentes.

Quant à l'agent de l'étranglement situé à la partie supérieure du canal inguinal, il a la forme d'un petit diaphragme très régulier, que M. Panas compare à l'iris. Ce diaphragme, extrêmement mince et tranchant, aurait pu, d'après ce chirurgien, agir sur le pédicule de la hernie à la façon de l'un des orifices du fascia crébriforme, dans la hernie crurale, c'est-à-dire qu'il aurait déterminé une section prématurée, si l'on n'avait promptement pratiqué le débridement.

Aussi conseille-t-il de faire la kélotonie pour la hernie congénitale étranglée, aussitôt que pour la hernie crurale.

Section de ce diaphragme en haut et en dehors.

L'anse, attirée au dehors, n'offre aucune solution de continuité, aucune plaque de sphacèle.

Suites très bonnes. Le 15 avril, cicatrisation complète.

OBSERVATION XVIII.
(Bull. Acad. de médecine, séance du 16 juin 1840).

M. le Dr Laugier, chirurgien de l'hôpital Beaujon, présente à l'Académie une pièce d'anatomie pathologique.

C'est un exemple extraordinaire et encore inédit d'étranglement

(1) Ce détail ne se trouve pas dans l'observation telle qu'elle a paru dans la France médicale. C'est grâce aux indications qu'a bien voulu me donner M. le professeur Panas que j'ai pu le consigner ici.

dans la tunique vaginale du testicule causé par un repli péritonéal circulaire dont la base entourait l'orifice supérieur du trajet inguinal, et dont le bord libre flottait dans l'abdomen avant l'étranglement de l'anse intestinale. Ce repli formait comme un prolongement du trajet inguinal, mais n'était constitué que par un double feuillet du péritoine détaché de la paroi abdominale antérieure. On pouvait facilement l'invaginer dans la tunique vaginale : il y formait alors comme un doigt de gant tronqué de 10 à 12 lignes de longueur. On le retournait avec la même facilité du côté du ventre. Une anse intestinale d'un pied de long, appartenant, à l'intestin grêle, l'avait poussé devant elle en le retournant jusque dans la cavité de la tunique séreuse du testicule et s'était étranglée à travers l'anneau flottant qu'il y formait. Ce n'était donc pas ici un étranglement au collet du sac, comme cela arrive le plus fréquemment dans la hernie congénitale. Ce n'était pas non plus une hernie congénitale enkystée, car il n'y avait point là de sac secondaire, mais un anneau à la partie libre d'un repli flottant.

La réduction de la hernie étranglée entraîna la séparation de la bandelette circulaire qui entourait l'intestin, et l'étranglement d'externe qu'il était devint interne, sans qu'il ait été possible de soupçonner, avant la mort, une cause semblable d'étranglement dans la tunique vaginale et une pareille origine d'étranglement interne.

L'autopsie révéla de plus l'existence d'un repli semblable du côté opposé ; le malade portait aussi à l'aine gauche une hernie congénitale, mais réductible. De ce côté, le repli flottant un peu moins long s'invaginait à l'aide du doigt, soit dans la tunique vaginale, soit dans le ventre, en traversant de nouveau le col de la tunique séreuse. Mais comme il n'y avait eu ni étranglement ni déchirure, le bord libre du repli était arrondi et n'était point frangé comme du côté droit.

Il n'existe dans la science aucun exemple d'une semblable disposition.

S'il avait été possible de la soupçonner pendant la vie, aucune tentative de réduction n'aurait peut-être dû être faite, car c'est la réduction qui a causé l'étranglement interne en produisant la déchirure du repli ; l'opération eût, au contraire, facilement fait justice de ce mode d'étranglement.

A dater de la réduction la tunique vaginale était restée vide, ainsi que le canal inguinal ; aucune tumeur n'existait dans la fosse iliaque correspondante ; l'anse intestinale étranglée était dans le voisinage de l'ombilic. Il n'y avait donc que la gastrotomie qui eût pû être pratiquée, mais la mort rapide du malade s'opposa au projet qu'on avait formé.

OBSERVATION XIX.

(Pauffard. France médicale, 1876, p. 149. Recueillie dans le service de
M. Panas (résumée).

X..., 23 ans, entre le 31 janvier pour hernie étranglée depuis la
veille.

Cette hernie date depuis dix ans. Elle est maintenue depuis cette
époque par un bandage.

Taxis sans résultat en ville, le jour de la production de la hernie.

Tumeur assez volumineuse descendant presque au fond des
bourses, peu douloureuse même à la pression, non transparente, non
sonore, présentant une fluctuation manifeste à sa partie antérieure.

On essaye de nouveau le taxis pendant trois ou quatre minutes sans
succès.

1er février, kélotomie. Dans le trajet péritonéo-vaginal, on trouva
un demi-verre environ de liquide séro-sanguin très foncé. Section
du collet, réduction facile.

Le 4 mars guérison complète.

OBSERVATION XX.

Hernie congénitale étranglée. Rupture de l'intestin. (Observation communiquée à Scarpa, par Lavérine, chirurgien-major des troupes françaises.
V. Scarpa, p. 310).

Un soldat de la légion italienne, âgé de 26 ans, en tirant avec
beaucoup d'efforts la chaîne d'un pont-levis, sentit reparaître une
hernie inguinale du côté droit qu'il avait eue dans son enfance, et
de laquelle il se croyait guéri depuis plusieurs années.

L'accident arriva le soir, et le malade ne fut transporté à l'hôpital
que le lendemain matin.

Le scrotum était alors excessivement distendu, et son poids
ne laissait aucun doute sur la nature des parties qu'il renfermait.

Cependant la régularité de sa surface, et un certain son qu'il rendait en percutant firent soupçonner qu'il y avait outre l'intestin,
une certaine quantité d'air mêlé à du liquide.

L'anneau paraissait très peu dilaté, et l'on avait peine à concevoir
comment il avait pu donner passage, en si peu de temps, à des parties aussi volumineuses que celles qui formaient la hernie.

Opératiou le deuxième jour après l'accident.

A l'ouverture du sac, une bouffée de gaz sortit, suivie d'un jet de matières fécales très fétides. Cependant il n'y avait pas la plus légère trace de gangrène.

Le sac contenait au moins quatre pieds de l'iléon et une portion du côlon. Ce dernier portait une cavité arrondie dans laquelle on pouvait mettre le pouce.

En même temps on vit le testicule à nu.

Réduction après suture.

Mort le quatrième jour après l'opération.

Autopsie : La portion de l'intestin grêle qui avait concouru à la hernie était sphacélée, tandis que le côlon, même au voisinage de la déchirure, n'avait que le degré d'inflammation nécessaire pour contracter des adhérences avec les parties adjacentes.

Le testicule et le cordon spermatique paraissaient sur le point de tomber en gangrène.

Observation XXI.

Hernie inguinale vaginale droite ; double étranglement au collet du sac. Opération. En voie de guérison. (Dupuytren. La clinique des hôpitaux et de la ville, t. III, p. 347, 1829.)

Louis Reville. 33 ans, forgeron, ex-militaire, brun, velu, mince, vigoureux, éprouva à l'âge de 18 ans; en montant à cheval, une vive douleur dans l'aine droite, qui fut suivie immédiatement d'un bubonocèle du volume d'une noix. Un chirurgien réduisit la tumeur et plaça un bandage que le malade n'a jamais cessé de porter depuis cette époque, excepté pendant la nuit.

Six ans après, c'est-à-dire à 24 ans, étant occupé à forger, il voulut soulever une énorme masse de fer. Son bandage se brisa, sa hernie reparut, mais bien plus volumineuse que la première fois. Il fit beaucoup de tentatives de réduction, prit un bain, et au bout de quelques heures, elle rentra d'elle-même sans avoir produit d'autres accidents que des coliques peu fortes.

Dans les premiers jours de février, il s'aperçut plusieurs fois que testicule droit, placé d'ordinaire aussi bas que la gauche, se rapprochait beaucoup de l'aine et donnait lieu à une douleur qui lui portait au cœur. Elle était même accompagnée de nausées. Quelques manœuvres suffirent pour remettre l'organe à sa place et pour faire cesser ces symptômes.

Pendant la nuit du lundi au mardi 10 février, il ne peut se réchauffer, le ventre est le siège d'une douleur sourde, générale, et le moument d'ascension du testicule vers l'anneau se renouvelle à plusieurs reprises. Le matin à six heures, cet accident reparaît avec le plus de force à l'instant où il sort du lit. Il essaye en vain d'y remédier. Au bout d'un quart d'heure de souffrances vives, la hernie se montre au dehors et repousse le testicule au bas du scrotum. Des coliques assez fortes; des nausées, des hoquets se manifestent de suite, il reste couché et fait de vains efforts pour réduire la hernie.

Entré à l'Hôtel-Dieu le même jour, on le saigne au bras ; on le met dans un bain, le *taxis* est exercé avec précaution, mais inutilement. Les vomissements se répètent avec force, le malade conserve toujours l'espoir de faire rentrer la tumeur, comme dans les deux circonstances précédentes.

Le 11. Aucun changement; bains, 40 sangsues sur la tumeur, cataplasmes. Dans la soirée encore, 40 sangsues, mêmes moyens ; les symptômes persistent.

Le 12, à la suite d'un bain très prolongé, le taxis amène la réduction presque complète de la hernie. On applique un bandage en Spica qui quelques heures plus tard, et l'on ne sait pour quel motif, fut enlevé sans précaution. La hernie se reproduisit de suite et avec elle tous les symptômes de l'étranglement.

Le 13, tous les moyens mis en usage n'amènent aucun résultat avantageux et l'on se décide à pratiquer l'opération le soir à quatre heures.

La peau est incisée très haut afin de pouvoir débrider facilement le collet du sac. Le tissu cellulaire lamelleux est divisé, avec précaution et l'on arrive au sac herniaire. On l'ouvre avec la pointe du bistouri et un jet de liquide rosé, s'en échappe pendant une demi-minute.

L'ouverture, agrandie de haut en bas, fait voir une anse d'intestin grêle, assez fortement colorée en rouge brun, mais élastique, rénitente et pleine de vitalité. On l'attire un peu au dehors et bientôt l'on aperçoit une rainure circulaire qui indique la constriction d'un orifice étroit Le collet est incisé avec le bistouri boutonné, mais on aperçoit que l'intestin n'est pas libre encore, et qu'il reste un autre obstacle plus haut. Des tractions modérées attirent au dehors une grande partie de l'iléon, et bientôt l'on trouve une nouvelle trace de constriction circulaire, mais beaucoup plus marquée que la première. Il fallut porter le bistouri boutonné très haut dans la direction du canal inguinal pour arriver jusqu'à l'orifice supérieur du sac.

Le second débridement fut opéré, et bientôt toutes les parties attirées dans la plaie furent réintégrées dans l'abdomen. L'opération a été prompte, bien que le malade poussât des cris et fit des mouvements capables de nuire aux vues du chirurgien.

Dans la soirée, les gaz intestinaux commencèrent à s'échapper par l'anus ; bientôt les matières solides furent rendues, et pendant la nuit il y eut plusieurs selles abondantes de matières liquides. Les évacuations ont continué le lendemain, et dès lors tous les accidents cessèrent.

Le 17, on lève l'appareil, qui est baigné de sérosité sanguinolente et d'un jet de pus. La plaie est en partie réunie, le testicule est gonflé ; mais le malade en souffre peu, et l'on voit que ce changement de volume ne dépend pas d'une altération de son parenchyme. Il est à remarquer que la hernie était contenue dans la tunique vaginale et directement en contact avec le testicule, ce qui s'accorde peu avec l'idée qu'on avait pu concevoir de sa nature, d'après le récit du malade.

OBSERVATION XXII.

Analyse d'une observation présentée à l'Académie de médecine par le Dr Bouchard, de Vire. (Bulletin de l'Académie de médecine, 1836, t. I, p. 49.

Un homme âgé de 58 ans, d'une bonne constitution, portait depuis sa naissance deux hernies inguinales de l'espèce de celles qu'on a appelées congénitales.

L'une d'elles, à gauche, s'étrangla il y a quinze ans et fut opérée avec succès ; l'autre, la droite, qui avait été abandonnée à elle-même, fut dès lors contenue par un bandage qui ne l'empêchait pourtant pas de se porter de temps en temps au dehors et de faire irruption dans le scrotum.

Le 3 novembre dernier, cette hernie, qui jusque-là n'avait causé d'autre inquiétude au malade que celle qui résultait de la difficulté de la contenir, tout à coup et à l'occasion d'un effort, devint dure, douloureuse et sortit tout entière pour ne plus rentrer par les moyens ordinaires.

Vingt-quatre sangsues appliquées sur l'aine, trois bains, des cataplasmes émollients n'ayant pu réussir à rendre efficaces les efforts de taxis, M. Bouchard se décida à pratiquer l'opération. L'incision des parties extérieures de la tumeur et l'ouverture du sac herniaire ne présentèrent rien de particulier ; il n'en fut pas de même de cette opération qui a pour but la levée de l'étranglement.

A ce moment il se présenta des difficultés qui donnèrent à ce cas une physionomie toute spéciale et qui sans doute nous en ont valu les communications.

L'anneau inguinal serrait fortement les parties contenues dans la tumeur, il fut débridé suivant les règles de la plus saine chirurgie et de manière que l'instrument intéressât à la fois l'aponévrose du muscle grand oblique et la partie correspondante du sac de la hernie.

Ce débridement accompli, M. Bouchard crut que tout était fini, et qu'il n'avait plus qu'à refouler dans l'abdomen les parties déplacées ; mais il se trompait, et sa surprise ne fut pas peu grande lorsqu'il s'aperçut que l'intestin demeurait immobile sous la traction qu'il exerçait sur lui pour amener au-dehors la partie étranglée afin de constater, comme il convient, l'état de ses parois.

Cependant ayant porté son doigt au-dessus de l'anneau, M. Bouchard rencontra, à deux pouces et demi au-delà de cette ouverture ce qu'il appelle un second anneau dont le contour était dur, calleux et comme formé par deux piliers, l'un supérieur l'autre inférieur.

Dès lors il fallait porter le bistouri sur le col de la tumeur et lever le second étranglement comme on l'avait fait pour le premier ; c'est aussi ce qui fut exercé sur-le-champ avec succès, mais non sans quelques difficultés, résultant de la dureté calleuse et de la contraction des parties.

Cet obstacle une fois levé, le reste de l'opération s'accomplit naturellement ; les parties étaient exemptes d'altérations graves, elles furent réduites, et, trois semaines plus tard, grâce aux soins bien entendus qui lui furent prodigués, le malade était complètement rétabli.

OBSERVATION XXIII.

Hernie péritonéo-vaginale. Kélotomie.
(Joly. Th. Paris, 1876, t. XII, n° 485, p. 14).

X..., âgé de 24 ans. Hernie remontant à l'âge de 2 ans.

Le père de cet enfant a porté longtemps une hernie inguinale double. Il y eut étranglement suivi de mort.

D'après les renseignements fournis par cet homme, la hernie brusquement produite serait descendue immédiatement jusqu'au fond du scrotum et se serait en même temps compliquée d'étranglement ; mais un chirurgien appelé à temps aurait opéré avec assez de facilité la réduction par de simples manœuvres de taxis.

Le jeune X... fit usage d'un brayer jusqu'à l'âge de 4 ans. A ce moment la hernie disparut temporairement.

L'enfant garda ce bandage jusqu'à l'âge de 10 ans. Dans cette période de six années il y eut diverses alternatives de production de la hernie.

Etant en pension à l'âge de douze ans, il eut une dispute avec un de ses camarades : la force de ses cris fut telle qu'il en résulta, selon son langage, une *descente grave,* accompagnée de douleurs atroces qui nécessita son transport immédiat à l'infirmerie.

La tumeur avait la grosseur de deux poings.

Après des tentatives infructueuses de taxis, on lui fit prendre, mais en vain, un bain tiède d'une heure. Là on fit une application de glace. Dix minutes après la hernie rentrait toute seule.

Tout cela avait duré quatre heures.

Il passa plusieurs années sans éprouver aucun accident. Il ne craignit même pas à l'âge de 18 ans, de faire à pied ce qu'il appelle son tour de France. Son voyage dura trente jours ; pas le moindre accident. Dès lors il ne songea plus à son affection.

Le 4 août 1874 X... se présentait pour la première fois à la visite accusant de la douleur dans l'aine.

L'existence de la hernie constatée, ordre fut donné d'établir un bon pour un bandage et d'exempter X... pendant huit jours de tout service pénible.

Malgré les conseils, il consentit à aller monter la garde.

Le samedi 8 août, vers dix heures du matin, je fus prévenu que le chasseur X... en proie à d'inexprimables souffrances, venait de se faire transporter à l'inrfirmerie après avoir vainement tenté de faire disparaître à la chambre une énorme grosseur qui lui était survenue entre les jambes, deux heures auparavant, pendant qu'il était de faction.

Je le trouvais couché dans le décubitus dorsal, la face pâle et anxieuse, l'œil brillant, la langue sèche, suppliant les camarades de lui tenir la jambe en l'air.

Gémissements, anxiété épigastrique, défaillance. La bourse gauche égalait le volume d'un œuf d'autruche dont elle avait la forme.

Cette tumeur était dure, opaque, sonore à la percussion surtout à son sommet, c'est-à-dire immédiatement au-dessous de l'anneau où elle présentait une fluctuation très manifeste. Résistance plus élastique au sommet qu'à la base où elle était molle et pâteuse ; très douloureuse à la pression et peu distincte du testicule qu'on sentait en dehors et un peu en avant.

Quelques tentatives de taxis par les chirurgiens sans succès.

Transport à l'hôpital : vingt sangsues, un bain et des lavements purgatifs.

Le lendemain 9, diminution assez notable de la tumeur : douleurs moins vives, tissus moins rouges, moins œdématiés.

Nouvelles tentatives de taxis, même insuccès.

Un grand bain. Deux lavements. Ces derniers sont rendus par en haut (?) et par en bas.

Le 10, la tumeur a de nouveau augmenté, les coliques sont plus vives, l'anxiété plus grande. Les téguments s'œdématient de nouveau.

Le 11. Opération à onze heures du matin.

Une fois, la peau et le tissu cellulaire sous-cutané divisés, l'opérateur tombe sur une tumeur noirâtre foncée parcourue de très nombreuses arborisations vasculaires. Le doigt ne peut pénétrer dans le canal. Division d'une série de poches celluleuses emboîtées les unes dans les autres et formant autant d'enveloppes à la tumeur. Je rencontre une surface lisse, c'est la vaginale.

A ce moment je puis introduire le doigt dans le canal. J'explore attentivement et je reconnais que c'est l'orifice interne qui est la cause de tout le mal.

Débridement multiple en haut et en bas.

Je prends alors la tumeur à pleines mains. Il a fallu pousser fortement les premières portions d'intestin hernié pour les faire rentrer. ce qui a eu lieu peu à peu sous l'influence d'une pression continue.

Guérison le 17.

Observation XXIV.

Hernie congénitale. Taxis et débridement. (Dusseris. Th. Paris, 1846, t. V, n° 154, p. 25, recueillie dans le service d'Amussat.)

Le jeune homme qui fait le sujet de cette observation était âgé de 27 ans, constructeur d'instruments de mathématiques, d'une taille moyenne et d'une constitution des plus robustes.

Le frère de ce jeune homme, ancien militaire, avait été atteint vers l'âge de 30 ans, d'une double hernie scrotale. Aujourd'hui même encore, cet homme porte un bandage herniaire destiné à empêcher du côté droit la sortie des intestins ; du côté gauche il n'existe aucune trace de hernie depuis près de dix ans.

A l'âge de huit ans, notre malade s'aperçut pour la première fois d'une tumeur occupant la région inguino-scrotale gauche. La réduction n'offrit alors aucune difficulté, ne fut suivie d'aucun accident, et

un bandage immédiatement appliqué et conservé pendant deux ou
trois ans empêcha durant ce laps de temps la hernie de reparaître ;
au dire du malade, homme de beaucoup d'intelligence, la hernie
n'aurait reparu que vers sa quatorzième année, en tout semblable à
ce qu'elle avait été la première fois. Comme la première fois la
réduction fut faite et exempte d'accidents, un bandage fut encore
appliqué, conservé pendant deux ans, puis abandonné.

A partir de 1841 (le malade avait vingt-deux ans) et à des inter-
valles variables (deux, trois, six semaines), une tumeur toujours égale
au moins à la grosseur d'un œuf de poule apparaissait dans la région vagino-scrotale gauche et distendait fortement la peau de cette
région. Le malade alors se couchait sur le dos embrassait largement
la tumeur avec les deux mains et la comprimait légèrement de bas
en haut. Après un temps ordinairement assez court (quatre, cinq,
dix minutes au plus) il percevait une sensation de gargouillement
et tout rentrait dans l'ordre. Nulle indisposition n'accompagnait ordinairement la sortie et la rentrée du paquet intestinal.

25 mars à six heures du matin. N... fut pris de violentes coliques
et d'un sentiment de pesanteur dans les bourses ; examinant alors
ses parties, il les trouva considérablement augmentées de volume.
Il se mit au lit, mais c'est en vain qu'il essaya les manœuvres ac-
coutumées, la violence des coliques allait toujours croissant.

A dix heures du matin, la face était animée, les pommettes colo-
rées, les yeux brillants, le pouls calme.

Une tumeur ayant la grosseur d'un œuf de poule au moins dis-
tend fortement le scrotum du côté gauche : oblongue, elle offrait assez bien la forme d'un cône dont la base serait tournée en bas. La
peau du scrotum est rouge, sensible au toucher ; la tumeur est élastique et résonne à la percussion dans sa partie supérieur. Dans sa
partie inférieure au contraire elle donne un son mat. Au toucher, sensation analogue sinon identique à celle que donne la tunique vaginale
distendue par une accumulation de sérosité dans sa cavité.

Je fis avertir M. Amussat. Néanmoins le malade, impatient, tourmenté par d'atroces douleurs, me supplia de faire quelque chose pour
le soulager ; je me décidai dès lors à tenter la réduction par la méthode de taxis que j'avais vu si souvent réussir entre les mains de
M. Amussat.

Avant de tenter la réduction, je voulus m'assurer de la position
relative du testicule, je le trouvai beaucoup plus volumineux que
celui du côté opposé et situé à la partie interne, inférieure et postérieure de la tumeur.

En vain je cherchai à constater la transparence que donne une hydrocèle simple; je ne pus y parvenir.

Après vingt-minutes de tentatives qui n'avaient amené aucun résultat, le malade fut plongé dans un grand bain chaud. A la sortie du bain, on appliqua sur les bourses des compresses épaisses fortement imbibées d'une très forte décoction de belladone et renouvelées toutes les dix minutes.

Arrivée de M. Amussat.

Diagnostic : Hernie inguinale, M. Amussat se met en devoir de pratiquer le taxis suivant la méthode qu'il a imaginée.

Deux planchettes garnies d'alèzes furent placés l'une transversalement sous le bassin, l'autre obliquement sous les membres inférieurs, de manière à faire avec la première un angle très obtus, le sinus en haut. Le malade reposant sur ces planchettes, avait le tronc situé horizontalement et les membres inférieurs légèrement portés dans l'abduction, puis dans la demi-flexion sur le bassin.

M. Amussat, saisissant de la main gauche la portion de la tumeur la plus voisine de l'anneau, la dirigeait vers l'intérieur de la cavité abdominale, tandis que sa main droite, maintenant la tumeur, venait apporter, entre les doigts de la main gauche, les portions déplàcées d'intestin à mesure que les plus voisines de l'anneau le franchissaient et arrivaient ainsi dans l'abdomen.

M. L. Boyer concourait de son côté à réduire le volume de la tumeur ; je secondais leurs efforts en imprimant de temps en temps des mouvements de succussion au bassin, et en soulevant la paroi abdominale. Cette manœuvre semblait soulager le malade qui nous engageait à la réitérer. Des mouvements de latéralité étaient aussi fréquemment imprimés à la tumeur herniaire par MM. Amussat et Boyer agissant tantôt simultanément, tantôt l'un après l'autre et toujours de concert.

Ces manœuvres durèrent environ trente-cinq minutes. Ce n'est guère qu'au bout de vingt minutes de tentatives non interrompues que le malade ainsi que M. Amussat perçurent la sensation de gargouillement dans la hernie. A partir de ce moment seulement, la diminution de la tumeur herniaire devint sensible et bientôt toute tumeur avait disparu au moins pour l'œil même le plus exercé.

La région fut de nouveau examinée. Le testicule restait gros et tous les assistants furent convaincus qu'il y avait une légère accumulation de liquide dans la tunique vaginale

Du côté de l'anneau inguinal, on constatait par le toucher une

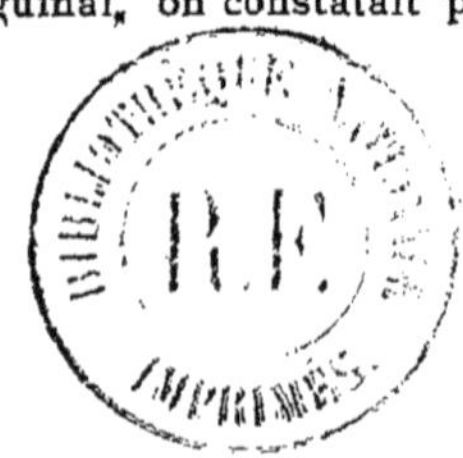

sorte .de dureté du cordon inégal,. tendu obliquement et placé en arrière du ligament de Fallope dans l'intérieur du ventre,

Après un court délibéré, tous les assistants furent d'avis que l'espèce de cordon qu'on sentait était une portion d'intestin qui n'avait pas encore franchi le trajet du canal et qu'elle ne tarderait pas à rentrer dans l'abdomen, alors qu'un bandage herniaire serait convenablement appliqué.

Une demi-heure après la réduction, application d'un bandage herniaire. Lavement purgatif.

Le 26 mars, sept heures du matin. Point de sommeil durant toute la nuit : agitation, coliques moins vives que celles accusées par le malade avant le taxis ; le lavement purgatif n'a été suivi d'aucun résultat. Point de gaz par l'anus. Une quantité assez notable a été rendue par la bouche, ils n'ont ni odeur, ni saveur.

Un vomissement mélangé de bile vers une heure du matin.

La hernie a été maintenue par le bandage, ventre sensible, pouls un peu fréquent, petit.

Onze heures du matin. Un nouveau lavement purgatif de sulfate de soude a été administré à sept heures. Il est resté sans effet. 84 pulsations ; pouls petit, dépressible. Peau un peu chaude ; quelques coliques ; peu de sensibilité au-dessus du canal inguinal gauche. Le bandage maintient toujours exactement la hernie. Saignée du bras d'une palette et demie, 30 gramme d'huile de ricin ; demi-lavement purgatif avec sulfate de soude.

Immédiatement après l'injection de l'huile de ricin, le ventre est devenu tendu ; des gaz ont été rendus en plus grande quantité par la bouche. Sentiment de pesanteur à la région hypogastrique ; nul gaz par l'anus. Vomissements de matière liquide sur laquelle surnage l'huile de ricin. Le vomissement a eu lieu sans effort et n'a produit d'autre saveur que celle de l'huile ingérée.

Les matières vomies ont une couleur jaune brun ; elle n'exhalent aucune odeur.

Pouls plein, non accéléré (72), peau chaude et sèche.

Neuf heures et demie du soir. Un vomissement s'est manifesté à sept heures et demie ; les matières sont semblables à celles vomies dans la journée ; soif ardente ; ventre tendu, sensible au toucher ; haleine fétide ; des gaz ont été rendus par la bouche et produisent une odeur et une saveur désagréables. Point de gaz par l'anus, point de selles. peau toujours sèche et très chaude ; pouls dur, résistant (88).

Prescription : Une bouteille d'eau de Sedlitz à prendre par demi-verre de deux heures en deux heures. Suppression de toute autre boisson.

Le 27 mars, sept heures du matin. Après l'ingestion de la troisième dose d'eau de Sedlitz, un premier vomissement de la boisson purgative a eu lieu. Aucune saveur désagréable n'a accompagné ce vomissement, mais bientôt des gaz nombreux et fréquents sont rendus par la bouche, leur odeur est des plus repoussantes.

Une demi-heure après ce premier vomissement, envie pressante d'aller à la garde-robe; efforts inutiles pour y satisfaire; point de gaz par l'anus.

Le premier vomissement a eu lieu vers onze heures du soir le 26. Un second vomissement se manifeste à quatre heures et demie du matin. Les matières vomies ont une consistance analogue à celle d'une bouillie claire. Ce second vomissement s'est manifesté en même temps que le malade rendait par l'anus une petite quantité de matières. Les matières vomies et celles expulsées par en bas sont mêlées dans le même vase.

Le malade et les assistants nous assurent que des matières ont été expulsées par l'anus et que cette expulsion a été accompagnée de gaz.

Un grand bain chaud.

Un demi-heure après le bain, vomissement de matières verdâtres liquides, au milieu desquelles sont suspendus de petits grumeaux noirâtres. La quantité de matières vomies peut être évaluée à un litre au moins. Ce vomissement a été précédé d'une selle de matières plus épaisses, ayant la consistance de la bouillie.

Vers neuf heures, gaz rendus par l'anus.

Six heures du soir. Ventre souple non douloureux.

Prescription : Toutes les heures une cuillerée à bouche d'eau de Sedlitz. Deux lavements émollients avec 60 grammes d'huile d'olive.

Onze heures du soir. Pouls fréquent, petit, misérable (130 puls. par minute); voix altérée, presque éteinte, le malade paraît inconscient, respiration haute, accélérée, peau fraîche, ventre souple, indolent. Le lavement n'a produit aucun effet.

Vomissement de matières liquides très brunes s'accompagnant d'une saveur des plus désagréables; ce vomissement comme ceux qui l'ont précédé, s'est manifesté sans efforts, il n'a été précédé que de quelques nausées. Les matières vomies exhalent une odeur fétide stercorale.

Le 28 mars. Six heures du matin. La nuit a été agitée, sans sommeil. Midi : le malade est très abattu, les extrémités sont froides et

Ramonède.7

offrent la teinte particulière aux cholériques ; voix éteinte: ventre complètement indolent.

Opération. — Incision oblique un peu en dedans du canal inguinal et parallèlement à son trajet ; l'incision de 7 centimètres, s'étend jusqu'en bas du scrotum ; dissection, saillie d'une poche bleuâtre, molle, fluctuante, évidemment distendue par du liquide. Les parois en sont flasques surtout inférieurement.

Ponction à la partie déclive, jet d'un liquide féro-sanguinolent.

Agrandissement de l'incision, il sort une grande quantité de liquide.

Le doigt pénètre profondément en bas dans cette cavité et distingue bientôt le testicule ; en portant le doigt dans la partie supérieure de cette même cavité, M. Amussat attire une anse intestinale, rouge arborisée, dure au toucher. Le débridement est prolongé en haut jusqu'à 2 cent. environ de l'anneau du grand oblique. En portant le doigt en haut comme pour pénétrer dans la cavité abdominale, on est bientôt arrêté au niveau de l'anneau interne par une sorte d'étranglement (collet du sac d'après M. Amussat).

MM. Foulloy et Boyer attirent avec trois pinces la partie supérieure de la tunique vaginale. On sent alors très manifestement une espèce de cordon fibreux, très résistant, adhérent d'une part au pourtour de l'anneau postérieur du canal inguinal, de l'autre à l'anse intestinale elle-même. Cette sorte de cordon fibreux est amené au dehors par M. Amussat, qui le soulève avec l'indicateur et le dissèque. M. Foulloy explore le pourtour de l'anneau et reconnaît une nouvelle bride, de la même nature que la première, mais moins forte, tendue comme un fil, et retenant comme la première l'anse intestinale au pourtour de l'anneau. Elle est attirée et réséquée comme la première.

L'anse intestinale est alors réduite sans peine.

Mort à minuit le même jour, après aggravation des signes du choléra herniaire.

Autopsie le 20 mars.

Deux cuillerées de sérosités sanguinolentes dans le petit bassin ; l'anse intestinale herniée est rouge et adhère légèrement à la portion interne du débridement. Elle appartient à l'union des deux tiers supérieurs avec le tiers inférieur de l'intestin grêle.

Pas la plus légère trace de gangrène.

Observation XXV.

Hernie inguinale congénitale du côté droit, Etranglement. (Renard, méde-
cin-major, in Recueil de Mémoires de médecine, de chirurgie et de phar-
macie militaires, t. IX, 3e série, 1863, p. 44.)

X..., âgé de 22 ans, de constitution vigoureuse, entre à l'hôpital de
Bathna, le 17 février 1851, au soir, se disant malade depuis deux
jours.

Il dit avoir toujours eu le testicule droit plus volumineux que la
gauche, inégalité qui disparaissait quand il se mettait au lit. Il n'a-
vait du reste jamais eu de coliques ni de troubles de la digestion. Le
conseil de révision l'a reconnu propre au service, ce qui donne à pré-
sumer que la différence du volume signalée par ce soldat devait être
bien faible.

Il y a huit mois, à la suite d'un effort, la bourse droite augmenta
tout à coup de volume et devint rouge et tendue. Des coliques et des
vomissements survinrent. Il entra à l'hôpital où l'on ne put, d'après
son dire, faire rentrer la tumeur que douze jours après. Il resta plus
de quarante jours en traitement. On ne lui donna pas de bandage.

Il ajoute que la grosseur reparut plusieurs fois depuis, mais que
la position sur le dos et quelques pressions suffisaient pour la faire
disparaître.

Il y a deux jours, en chargeant du fumier, il ressentit tout à coup
une douleur vive dans le testicule droit. Il n'interrompit pas cependant son travail, il attendit qu'il fût terminé pour rentrer à la
chambrée.

Il se plaça sur son lit et chercha, mais en vain, à faire rentrer sa
hernie.

Il ne put être vu par un médecin qu'au bout de ces deux jours, le
17 au soir.

Il était alors dans l'état suivant.

Sa bourse droite était dure, tendue, rouge, luisante, et douloureuse à la pression. Son volume était double environ de celle du
côté opposé. Sa forme était celle d'une poire dont la grande extrémité était tournée en bas, et dont l'extrémité supérieure allait s'a-
mincissant graduellement jusqu'à l'anneau, et sans aucune ligne de
démarcation, s'engageait dans le canal qui était dilaté et formait à la
surface de la peau une saillie très marquée. En plaçant une bougie
derrière cette saillie on voit qu'elle est formée presque entière-

ment de liquide ; elle est élastique, luisante comme dans l'hydro-cèle et rend un son mat à la percussion, jusque dans le voisinage de l'anneau inguinal externe.

Là la percussion donne un son clair, qui porte dans tout le trajet du canal.

Lorsqu'on exerce des pressions au niveau de l'anneau inguinal, on détermine en cet endroit une douleur très vive et dont celle de la tumeur elle-même est loin d'approcher.

Le malade a le teint coloré, le pouls fort et fréquent, et bien que depuis deux jours il n'ait point été à la selle et ait eu des vomissements, la physionomie n'est point grippée.

Diagnostic : hernie étranglée.

Taxis inefficace.

Vingt sangsues.

Bain.

Ponction.

Lavement purgatif.

Tous moyens inefficaces.

Le lendemain, on apprend que les vomissements bilieux ont duré toute la nuit. La tumeur est un peu plus volumineuse que la veille.

Opération.

A l'ouverture du sac, grande quantité de sérosité citrine. On reconnaît alors que ce sac est formé par la tunique vaginale épaissie, dans laquelle apparaissent à nu, en avant, le testicule atrophié et supérieurement une anse d'intestin unie au testicule par quelques brides cellulaires.

L'anse herniée est formée par une portion d'intestin grêle d'un décimètre environ de longueur.

Elle est d'un rouge vineux dans certains points ; dans d'autres, elle a sa couleur normale, elle est épaissie, distendue par des gaz, mais ne contient aucune matière solide.

L'opérateur, après avoir détruit avec le doigt les brides celluleuses qui unissaient l'intestin au testicule, crut d'abord que l'étranglement siégeait à l'anneau externe, qu'il débrida par le procédé de Vidal de Cassis.

Mais il dut reconnaître, après quelques essais de réduction, que l'obstacle était plus haut, et il sentit parfaitement que cet obstacle était à l'anneau interne, dans lequel l'extrémité du doigt indicateur gauche pénétrait et était serré par une *bride fibreuse, circulaire, à bords tranchants.*

Incision

Attiré au dehors, l'intestin n'était point gangrené.

Pansement à plat, linge fenêtré et boulettes de charpie.

45 grammes d'huile de ricin.

Le même jour deux selles liquides assez abondantes. Il avait pris 45 gr. d'huile de ricin.

Le soir, quelques coliques, ventre légèrement ballonné.

Le 19, à 10 heures du soir, pouls filiforme, la peau est froide et pâle, le ventre tendu.

A 1 heure du matin, délire.

Mort le 20, à 8 heures du matin.

Pas de péritonite.

Les intestins sont dilatés par des gaz et l'intestin grêle présente dans une grande étendue une couleur d'un rouge vineux.

La portion d'intestin qui faisait hernie est à 3 décimètres de la valvule iléo-cæcale. Elle forme une anse dont les bords voisins sont unis entre eux par des fausses membranes.

Toute cette partie est hypertrophiée, a 6 millimètres d'épaisseur. Le tissu cellulaire sous-muqueux est infiltré et la membrane muqueuse est rouge, épaisse et s'enlève facilement avec l'ongle. Dans deux points rapprochés l'un de l'autre, elle a été enlevée circulairement. On dirait deux petites ulcérations du volume du petit doigt, qui laissent voir la tunique musculaire décolorée mais résistante, et ne présentant point trace de gangrène.

Après avoir fendu l'intestin grêle, on voit que la rougeur de la membrane muqueuse remonte jusqu'au duodénum.

La tunique vaginale est jaunâtre, épaissie.

Les poumons sont légèrement congestionnés, ils laissent suinter à la coupe des gouttelettes de sang noir, et présentent, surtout celui du côté gauche, de l'emphysème sous-pleural.

Le cœur est sain.

Le foie est congestionné et s'écrase facilement sous le doigt.

La rate est saine ainsi que tous les autres organes.

Nos d'ordre.	AUTEURS.	AGE.	DURÉE de l'étranglement.	COTÉ.	LÉSIONS.	PROCÉDÉ.	SIÈGE et NATURE de l'étranglement.	RÉSULTAT.	REMARQUES.
1	Goyrand. Clinique chirurgicale, Obs. XXVI, p. 357.	20	48 heures.	Droit.	Entéro-épiplocèle. Pas de sérosité dans le sac. Épiploon brunâtre non altéré. Intestin grêle couleur brun foncé, non altéré.	Deux taxis sans succès. Kélotomie.	Un seul étranglement très serré, formé par la séreuse à l'orifice profond du canal.	Guérison.	»
2	Gosselin. Leçons sur les hernies, p. 361.	23	51 heures.	Droit.	Entéro-épiplocèle, épiploon rouge foncé. Intestin grêle, 5 cent., rouge foncé sans altération.	Taxis avec chloroforme sans succès. Kélotomie.	Un seul étranglement très serré par l'orifice de la tunique vaginale au niveau de l'orifice profond du trajet inguinal.	Mort le lendemain.	»
3	Foucher. Gaz. hebd., 1863, p. 78.	18	Moins de 24 h.	Droit.	Anse d'intestin grêle de 8 à 10 cent violacée, rugueuse. Rainure circulaire. Une certaine quantité de liquide dans le sac.	Taxis. Kélotomie.	Un seul étranglement formé par une anse au niveau de l'anneau inguinal interne.	Guérison.	»
4	Duret.	14	Moins de 24 h.	Gauche.	»	Taxis suivi de réduction.	»	Guérison.	»
5	Bidard. Soc. anat., 1853, p. 327.	26	Moins de 24 heures.	Droit.	Entérocèle pure. Anse de longueur indéterminée, violacée. Pas trace de gangréne. Pas de liquide. Pas de péritonite.	Taxis prolongé.	Un seul très haut au-dessus de l'anneau inguinal externe.	Mort 25 heures après l'opération, 36 heures après le début des accidents.	Scrotale.
6	Velpeau. Dict. en 30 vol., t. XVI, p. 452.	25	?	?	Entérocèle.	Kélotomie.	»	Mort trois jours après l'opération.	Obs. où il n'est point possible de préciser le siège de l'étranglement, le canal péritonéo-vaginal ayant éclaté en plusieurs points.
7	Velpeau. Dict. en 30 vol., t. XVI, p. 452.	Un autre fait en tout semblable au précédent.							
8	Velpeau. Dict. en 30 vol., t. XVI, p. 451.	20	Moins de 24 h.	»	Entérocèle.	Kélotomie.	»	Mort.	»
9	A. Cooper, p. 249.	27	48 heures.	Gauche.	Entérocèle. Anse de 1 pouce et demi.	Kélotomie.	»	»	»
10	A. Cooper. P. 258, en note.	Homme adulte.	Hernie récente.	»	Entérocèle. Gangrène de l'anse herniée.	Plusieurs tentatives de taxis.	Etranglement double, un au niveau de chaque anneau.	Anus contre-nature. Mort.	»
11	A. Cooper. P. 254.	21	8 heures.	Gauche.	Anse d'intestin de 4 pouces. Rouge livide	Taxis deux fois. Kélotomie.	Un étranglement à l'orifice sup. du canal.	Guérison.	»
12	Demarquay. Union médicale, 1872, t. XIII, 3e sér., p. 818.	22	36 heures.	Gauche.	»	Taxis deux fois sans chloroforme et une fois avec chloroforme. Ponction aspiratrice. Réduction.	»	Guérison.	»
13	Verneuil. Gaz. des hôp., 1870, p. 930.	20	Cinq jours.	Droit.	Masse épiploïque gangrénée. Anse d'intestin du volume d'une pomme d'api gangrénée.	Kélotomie. Méthode antiseptique.	Rétrécissement annulaire à bord tranchant à l'orifice supérieur.	Mort dans la soirée.	»

HERNIES PÉRITONÉO-VAGINALES ÉTRANGLÉES COMMUNES

N° d'ordre	AUTEURS.	ÂGE.	DÉBUT remontant à	Antécédents herniaires personnels.	Accidents herniaires antérieurs.	DURÉE de l'étranglement.	COTÉ.	LÉSIONS.	TRAITEMENT.	SIÈGE et NATURE de l'étranglement.	RÉSULTAT.	REMARQUES.
1	Le Roy des Barres. Th. Paris, 1871, p. 16.	26	7 ans.	Jamais de bandage.	Deux hernies irréductibles antérieurs. Réduction par taxis.	24 heures.	Droit.	Entérocèle. Liquide assez abondant.	Taxis trois fois. Kélotomie.	Orifice interne probablement.	Mort. Péritonite.	Rupture de l'intestin pendant les manœuvres de réduction. C'était 3e fois qu'apparaissait la hernie
2	Broca. Th. agrégation, 1853, p. 119.	21	10 ans.	Pas de bandage, hernie rentrant la nuit, sortie le jour.	»	Trois jours.	Droit.	100 gr. de liquide. Entéro-épiplocèle. Intestin peu altéré. 11 c.	Taxis deux fois, dont un avec chloroforme. Kélotomie.	Etranglement aux deux extrémités du canal inguinal.	Mort. Péritonite généralisée.	Hernie scrotale
3	Dulon. Bulletin de la Société médico-chirurgicale des hôpitaux de Bordeaux.	39	39 ans.	Pas de bandage. Hernie rentrant et sortant facilement	»	Six jours.	Gauche.	Entérocèle, 15 cent. Pas de liquide. Section de l'intestin par l'anneau.	Taxis deux fois dont un avec chloroforme. Kélotomie.	Etranglement par une valvule dans la partie inférieure du sac, à 4 cent. de l'anneau du grand oblique.	Mort. Péritonite généralisée.	H. scrotale.
4	Goyrand. Clinique chirurgicale, obs. XXV, p. 355.	36	15 ans.	Contenue par mauvais bandage.	»	23 heures.	Droit.	Pas de liquide. Entéro-épiplocèle. Intestin en bon état.	Kélotomie.	Double étranglement. Valvule au-dessus du testicule et un à l'orifice interne.	Guérison le 25e jour.	H. scrotale.
5	Le Roy des Barres. Th. Paris, 1871, p. 35.	37	37 ans.	Sortant et rentrant facilement. Bandage.	»	Trois jours.	Droit.	500 grammes de sérosité sanguinolente. Entéro-épiplocèle. Intestin 6 cent.	Taxis. Ponction. Taxis quelques minutes sans résultat.	Collet à l'orifice interne large.	Mort. Delirium tremens.	Le malade est mort. L'étranglement n'ayant pas été levé. H. scrotale.
6	Richet. Bull. Soc. chir., t. II, 2e série, 3 juillet 1881.	24	24 ans.	Jamais de bandage. Toujours sortie.	»	48 heures.	Gauche.	Entéro-épiplocèle. Intestin 15 cent., gangréné.	Taxis à plusieurs reprises. Kélotomie.	Siège de l'étranglement à l'orifice profond.	Guérison. Anus contre-nature guéri lui-même.	Cet étranglement était compliqué d'épididymite et de funiculite blennorrhagiques. H. scrotale.
7	Goyrand. Clin. chirurg., obs. VII, p. 300.	18	10 ans.	Abandonnée à elle-même depuis 6 ans.	»	4 jours.	Droit.	Entérocèle. Anse de 22 cent., gangrénée.	Kélotomie.	Collet de la tunique vaginale situé à 25 mm. au-dessus de l'anneau du grand oblique.	Anus contre-nature, puis érysipèle. Mort 14 jours après l'opération.	H. scrotale.
8	Dupuytren. Leçons orales de clinique chirurg., p. 578.	23	23 ans.	Livrée à elle-même.	»	6 jours.	Droit.	Anse de 3 à 4 pouces de longueur, gangrénée	Taxis, insuccès.	Collet circulaire falciforme situé à la partie supérieure du canal dans le bout supérieur, couleur violacée jusqu'à l'estomac. Péritonite généralisée purulente.	Mort.	Ce malade est mort avant l'instant où l'on se proposait de faire la kélotomie. H. scrotale.
9	Tillaux. Bulletin de thérapeutique, 1871.	23	?	»	»	48 heures.	Gauche.	Anse de 38 centim., violacée, mais non gangrénée.	Deux taxis dont un avec chloroforme.	Etranglement par l'orifice profond. Impossibilité de réduire, après le débridement. Péritonite.	Mort le surlendemain de l'opération.	C'était une hernie inguino-interstitielle.

N° d'ordre	AUTEURS.	AGE.	DÉBUT remontant a	Antécédents herniaires personnels.	Accidents herniaires antérieurs.	DURÉE de l'étranglement.	COTÉ.	LÉSIONS.	TRAITEMENT.	SIÈGE et NATURE de l'étranglement.	RÉSULTAT.	REMARQUES.
10	Bermond Bulletin médical de Bordeaux, 1844.	81	71		»	36 heures.	?	Petite anse.	Taxis. Kélotomie.	Etranglement unique. Diaphragme ayant son siège au-dessous de l'anneau du grand oblique. Lésions intestinales légères.	Guérison.	H. scrotale.
11	Goyraud. Cliniq. chir. Obs. XXI.	36	36	Jamais de bandage.	»	36 heures.	Gauche.	Grande quantité d'épiploon, anse de 4 pouces, quantité indéterminée de sérosité. Ulcération superficielle de l'intestin à l'endroit où il était resserré par le collet.	Taxis. Kélotomie.	Etranglement unique à l'orifice supérieur.	Guérison.	H. scrotale. Réduction malgré l'ulcération superficielle exiscelée.
12	Goyraud. Cliniq. chir. Obs. XXXII, p. 871.	45	Depuis longtemps.	Bandage.	»	6 jours.	Droit.	Anse du gros intestin de 20 cent. Pas d'altération suspecte. 2 rétrécissements notables par la pression du collet.	Kélotomie.	Orifice supérieur.	Guérison 24 j. après l'opérat.	H. inguino - interstitielle.
13	Goyraud. Cliniq chir. Obs. XXXIII, p. 874.	20	20	Un bandage tout au début.	Plus. fois la H. était sortie avec viol. coliques, mais ces acc. cessaient par le repos.	30 heures.	Droit	Assez grande quantité de sérosité. Entéro-épiplocèle. Intestin grêle 7 ou 8 cent. de longueur. Pas d'altération notable.	Deux taxis. Kélotomie.	Orifice supérieur. Débridement sur le collet.	Guérison le 22e jour après l'opération.	Goyraud ne range pas ce cas parmi les faits de h. cg. bien que le test. ne fut pas dans le scr. et qu'il ne l'eût pas trouvé dans le sac.
14	Le Roy des Barres.	19	19	Bandage.	»	24 heures.	Droit.	Epanchement abondant de liquide dans le sac vaginal.	2 taxis sans chl. Insuccès. T. avec chlor. Réductions.	»	Guérison.	H. scrotale.
15	Bouilly.	52	25	Bandage.	»	12 heures.	Gauche.	Entéro - épiplocèle. Intestin grêle, 25 cent. Anse très congestionnée asphyxique.	3 taxis dont un avec anesthésie, bande élastique. Kélotomie.	Un seul étranglement à la partie la plus élevée du canal inguinal.	Guérison.	H. scrotale.
16	Bouilly.	25	25	Pas de bandage; hernie ne sortant pas habituellement	Irréductibilité passagère il y a deux ans.	72 heures.	Droit.	Entéro - épiplocèle. Intestin grêle, 7 à 8 c., violacée, mais sans autre altération.	Taxis sans chloroforme. Kélotomie.	Un seul étranglement à l'orifice supérieur du canal inguinal.	Mort.	H. scrotale.
17	Bouilly.	21	10	Pas de bandage; H. sortant quelquefois, rentrant facilement.	»	40 heures.	Droit.	Entéro - épiplocèle. Intestin grêle, 8 cent., violacée. Sillon très profond.	Deux taxis sans chloroforme. Kélotomie.	Un étranglement à l'orifice supérieur du canal. Diaphragme circulaire.	Guérison.	H. scrotale.
18	Barrette.	28	5	Bandage; hernie habituellement contenue.	»	15 heures.	Droit.	Trois cuillerées de sérosité. Anse intestinale complète. Sillon très profond.	2 taxis sans chl.; un avec chlor. Kélotomie.	Un seul étranglement à l'orifice supérieur du canal inguinal.	Guérison.	H. scrotale.
19	Dupuytren. Clinique des hôpitaux et de la ville. T. III, p. 347.	33	21	Bandage; hernie habituellement contenue.	Sortie suivie d'irréductibilité à 24 ans. R. par taxis.	50 heures environ.	Droit.	Liquide assez abondant dans le sac. Une anse complète d'int. gr., violacée, mais en bon état portant 2 rainures circulaires profondes.	Trois taxis. Kélotomie.	Deux étranglements: le 1er à l'anneau externe, le 2e très haut.	Guérison	»

N° d'ordre	AUTEURS	AGE	DÉBUT remontant à	Antécédents herniaires personnels.	Accidents herniaires antérieurs.	DURÉE de l'étranglement.	COTÉ	LÉSIONS	TRAITEMENT	SIÈGE et NATURE de l'étranglement.	RÉSULTAT	REMARQUES
20	Laugier Bull. ac. de méd 1840.	?	?	?	»	»	»	»	Taxis, réduction de l'anse étranglée avec le diaphragme qui l'enserrait.	Un seul étranglement à l'orifice supérieur du canal inguinal.	Mort.	»
21	Bellouard France médicale 1875, p. 809.	22	6 ans.	Habituellement maintenue par un bandage.	»	40 heures.	Droit.	Epanchement liquide très abondant. Anse d'intestin grêle de 12 cent. de long. en assez bon état.	Deux taxis sous chloroforme. Ponction. Kélotomie.	Un seul étranglement situé à l'orifice supérieur du canal inguinal.	Guérison.	»
22	Pauffard. France médicale 1876, p. 469.	23	10 ans.	Maintenue par un bandage.	»	24 heures environ.	»	Un demi-verre de liquide dans le sac.	Taxis deux fois.	Un étranglement à l'orifice supérieur du canal.	Guérison.	»
23	Lafont. Th. Paris, 1830, p.11.	22	3 ans.	Non maintenue, mais ne sortant pas habituellement.	Accidents d'irréductibilité lors de la première apparition.	6 jours.	Droit.	Quantité de sérosité non déterminée. Anse peu bien considérable en bon état.	Taxis. Kélotomie.	Un étranglement situé à plus de deux pouces au-dessus de l'anneau inguinal externe, collet circulaire.	Guérison.	»
24	Dubourg. Compte rendu de la clinique de Roux. Journ. heb. t.VII,1834 p. 24.	45	15 ans.	Pas de bandage.	»	Environ 24 heures.	Gauche.	Quantité considérable de sérosité roussâtre. Anse de 7 à 8 pouces de long, très rouge, en bon état.	Taxis. Kélotomie.	Un étranglement par un collet au-dessus de l'anneau inguinal externe.	Guérison.	»
25	Ducluzau de Stenay. Union médicale. 1874, t. XVII, p. 859.	45	45 ans.	Jamais de bandage.	»	24 heures environ.	Gauch.	Assez grande quantité de sérosité sanglante entéro-épiplocèle. Une anse du gros intestin et une anse de l'intestin grêle.	Deux taxis. Kélotomie.	Siège de l'étranglement à l'orifice supérieur du trajet inguinal.	Guérison.	»
26	Lawrence. Traité de hernies, p. 508.	24	12 ans.	La hernie n'était sortie qu'un très petit nombre de fois.	»	moins de 48 heures.	»	Entéro-épiplocèle de couleur rouge foncé.	Kélotomie.	Double étranglement, l'un au milieu de l'espace qui sépare le testicule de l'aine, l'autre vers l'orifice supérieur du canal inguinal.	Guérison.	»
27	Renard. Recueil de mémoires de médecine et de chirurg. mil.. t. IX, 3e série, 1863. p. 44.	22	8 mois.	Pas de bandage. Sortie de temps à autre.	Irréductibilité lors de l'apparition, il y a 8 mois. Taxis avec succès.	3 jours.	Droit.	Grande quantité de sérosité citrine. Anse d'intestin grêle de 10 c. rouge sombre par places	Taxis. Kélotomie.	Etranglement unique, bride fibreuse circulaire, abords tranchants à l'orifice supérieur du canal inguinal.	Mort à la suite d'aggravation du choléra herniaire au bout de moins de 24 heures.	»
28	Joly. Th. Paris, 1876, t. XII, n° 485, p. 14.	24	22 ans.	Emploi intermittent d'un bandage. Réapparition de la hernie à intervalles variables.	Irréductibilité lors de la première apparition. Réduction par le taxis. Même accident à l'âge de 10 ans.	24 heures.	Gauche.	»	Taxis. Kélotomie. Débridement extérieur du sac.	»	Guérison.	Après avoir débridé l'anneau fibreux : je prends, dit l'auteur, la tumeur à pleines mains, il a fallu pousser fortement. C'est le taxis évidemment non le débridement qui a triomphé de cette hernie.

Nos d'ordre	AUTEURS.	ÂGE.	DÉBUT remontant à	Antécédents herniaires personnels.	Accidents herniaires antérieurs.	DURÉE de l'étranglement.	COTÉ.	LÉSIONS.	TRAITEMENT.	SIÈGE et NATURE de l'étranglement.	RÉSULTAT.	REMARQUES.
29	Bouchard de Vire. Bull. Ac. méd., 1836, t. I, p. 49.	58	58 ans.	Bandage, malgré lequel issue de temps à autre.	La hernie du côté droit s'était étranglée 15 ans auparavant et n'avait pu être réduite que par la kélotomie.	Moins de 24 heures.	Étranglement successif des deux côtés.	Entérocèle. Absence d'altérations graves.	Taxis. Kélotomie.	Double étranglement, l'un au niveau de l'anneau inguinal inférieur, l'autre à deux pouces et demi plus haut.	Guérison.	»
30	Dusséris. Th. Paris, 1846, N° 154, p. 25.	27	19 ans.	Bandage abandonné pendant de longs intervalles. Réapparition de la tumeur à intervalles variables.	Deux irréductibilités antérieures. Réduction facile.	72 heures.	Gauche.	Quantité de sérosité assez abondante. Anse intestinale de longueur indéterminée, rouge, dure au toucher.	Taxis à plusieurs reprises. Réduction en masse. Kélotomie.	Étranglement par deux brides situées très haut dans le canal inguinal.	Mort au bout de moins de 24 heures à la suite de l'aggravation du choléra herniaire.	Il est très vraisemblable que ces brides n'étaient autres que le pourtour du collet arraché et refoulé avec l'anse herniée par un taxis violent.
31	Mayor (de Lausanne) Gazette médicale de Paris, 1836, t. IV, p. 253.	60	25 ans.	La hernie rentrait et sortait avec assez de facilité et ne pouvait être bien contenue.	Fréquemment symptômes d'étranglement cessant par taxis opéré par le malade lui-même, puis en dernier lieu quatre étranglement en 15 jours, dont les trois premiers réduits par taxis méthodique	Moins de 24 heures.	Droit.	Anse d'intestin de couleur rouge brun, adhérente au sac.	Taxis. Kélotomie. Castration.	»	Guérison.	»
32	Demarquay. Union médicale, t. XIII, 3e série, 1872 p. 847.	22	22 ans.	Jamais de bandage.	»	4 jours.	»	Entéro-épiplocèle, petite anse intestinale très congestionnée, mais sans trace de gangrène. 300 gram. de liquide citrin.	Kélotomie.	Orifice interne du canal inguinal.	Mort deux jours après. Péritonite généralisée.	»
33	Scarpa. Traité des hernies, p. 297.	20	»	»	»	»	Droit.	Entéro-épiplocèle. Anse livide non gangrénée.	Kélotomie.	»	Anus contre nature. Mort au bout de quatre mois.	»
34	Scarpa. Traité des hernies, p. 255.	22	»	»	»	»	Gauche.	Entéro-épiplocèle, petite portion de l'épiploon. Anse d'intestin grêle considérable, le tout sphacélé.	Incision. Débridement.	»	Anus contre-nature. Mort au bout d'un an.	»
35	Lavérine. In Scarpa. Loc. cit., p. 310.	26	26 ans.	Pas de bandage.	»	36 heures environ.	Droit.	Anse intestinale rompue sans trace de sphacèle. Quatre pieds de l'iléon et une portion du côlon.	Kélotomie. Suture. Réduction.	»	Mort le 4e jour après l'opération.	La rupture de l'intestin semble dans ce fait avoir été déterminé par l'effort même qui produisit la hernie.

BIBLIOTHEQUE NATIONALE DE FRANCE
3 7531 02944866 0